常见恶性肿瘤放射治疗手册

主　编　刘孟忠
编写秘书　夏云飞　高远红　刘　慧
编　委　（按姓氏拼音排序）

包　勇　　曹新平　　陈立新　　陈　明　　崔念基
邓美玲　　邓小武　　高远红　　管迅行　　韩　非
何立儒　　胡伟汉　　胡永红　　黄晓波　　黄晓延
李济时　　李巧巧　　林焕新　　刘　慧　　刘孟忠
刘巧丹　　卢泰祥　　罗　伟　　马　骏　　祁振宇
吴少雄　　习　勉　　夏云飞　　谢方云　　叶伟军
曾智凡　　赵　充

北京大学医学出版社

CHANGJIAN EXING ZHONGLIU FANGSHE ZHILIAO SHOUCE

图书在版编目（CIP）数据

常见恶性肿瘤放射治疗手册/刘孟忠主编. —北京：北京大学医学出版社，2009
ISBN 978-7-81116-676-7

Ⅰ. 常… Ⅱ. 刘… Ⅲ. 癌—放射疗法—手册
Ⅳ. R730.55-62

中国版本图书馆 CIP 数据核字（2009）第 146337 号

常见恶性肿瘤放射治疗手册

主　　编：刘孟忠
出版发行：北京大学医学出版社（电话：010-82802230）
地　　址：（100191）北京市海淀区学院路 38 号　北京大学医学部院内
网　　址：http://www.pumpress.com.cn
E - mail：booksale@bjmu.edu.cn
印　　刷：北京东方圣雅印刷有限公司
经　　销：新华书店
责任编辑：刘　燕　　责任校对：杜　悦　责任印制：郭桂兰
开　　本：850mm×1168mm　1/32　印张：6　字数：159 千字
版　　次：2010 年 1 月第 1 版　2012 年 2 月第 2 次印刷
书　　号：ISBN 978-7-81116-676-7
定　　价：15.00 元
版权所有，违者必究
（凡属质量问题请与本社发行部联系退换）

前　言

21世纪的临床肿瘤学正在从经验医学模式走向循证医学模式，可靠的临床试验和从中获得的数据使临床医师客观地了解到一定情况下哪种治疗方法更好，从而进一步提高恶性肿瘤的治疗疗效。这些工作都是建立在对恶性肿瘤进行规范化诊疗基础之上。

大部分恶性肿瘤都需要系统的多学科综合治疗，放射治疗作为传统的三大治疗手段之一，是一种对恶性肿瘤进行的局部治疗。近年来物理技术的飞速发展使其能够更加精确地治疗肿瘤并保护更多的正常组织。65%～75%的患者在治疗过程中需要接受不同类型的放射治疗，如何进一步提高放射治疗的疗效，放疗专科医师必须具备规范化的诊治理念和全面的相关知识。

中山大学肿瘤医院于1998年在全国率先推出肿瘤单病种首席专家负责制，形成肿瘤综合治疗规范，并根据每一位患者的病情及实际情况，确定最优的治疗方案，争取最好的治疗效果。为了配合医院更好地开展规范化的综合治疗，放射治疗科以放射治疗为切入点，挑选了鼻咽癌、肺癌、食管癌等放疗常见病种，在系统总结了多年来全科治疗经验及查阅国内外大量有关文献的基础上，先后两次撰写和修改了《放射治疗单病种诊治规范》并付诸实施，取得了很好的效果。近几年随着放疗技术的迅猛发展和临床试验中不断获得新数据，原有的"规范"已显不足，因此我们根据国家及我院的诊疗规定，参照美国国立综合癌症网络（NCCN）指南，广泛征求兄弟科室的意见，结合我科临床研究结果，初步确定了包括鼻咽癌、脑胶质瘤、鼻腔筛窦癌、喉癌、上颌窦癌、肺癌、食管癌、乳腺癌、肝癌、胃癌、前列腺癌、直肠癌、宫颈癌、淋巴瘤及软组织肉瘤共15种恶性肿瘤病种，涵盖了疾病检查、诊断、实施及治疗评价的各项细则，修订了《放射治疗单病种诊治规范》并更名为《常见恶性肿瘤放射治疗手册》。

我们力求本书简明扼要、实用性强,为临床肿瘤学医师提供放射治疗方面的参考。由于编者学识有限,在编写过程中难免有所疏漏,恳请广大读者提出宝贵意见,以便再版时改进。

编 者
2009 年 11 月

目　录

1. 鼻咽癌的放射治疗 …………………………………… 1
2. 脑胶质瘤的放射治疗 ………………………………… 10
3. 鼻腔、筛窦癌的放射治疗 …………………………… 18
4. 喉癌的放射治疗 ……………………………………… 29
5. 上颌窦癌的放射治疗 ………………………………… 41
6. 原发性支气管肺癌的放射治疗 ……………………… 47
7. 食管癌的放射治疗 …………………………………… 57
8. 乳腺癌的放射治疗 …………………………………… 64
9. 原发性肝癌的放射治疗 ……………………………… 82
10. 胃癌的放射治疗 ……………………………………… 90
11. 前列腺癌的放射治疗 ………………………………… 97
12. 直肠癌的放射治疗 …………………………………… 111
13. 宫颈癌的放射治疗 …………………………………… 121
14. 霍奇金淋巴瘤的放射治疗 …………………………… 134
15. 非霍奇金淋巴瘤的放射治疗 ………………………… 147
16. 软组织肉瘤的放射治疗 ……………………………… 160
17. 放射治疗常见并发症及处理 ………………………… 168

1. 鼻咽癌的放射治疗

1.1 检查项目

1.1.1 必做检查

1.1.1.1 询问病史及体格检查

1.1.1.2 实验室检查：血常规、血型、尿常规、生化常规、肝炎十项、梅毒血清检查（USR）和 HIV 抗体、EB 病毒壳抗原（VCA/IgA）、早期抗原抗体（EA/IgA）、DNA 酶抗体和 EBV-DNA 拷贝数检测。

1.1.1.3 胸正侧位 X 线片，肝、脾、双肾、腹主动脉旁淋巴结 B 超检查，心电图。鼻咽＋颈部 MRI（平扫＋增强）扫描，特殊情况下才选择 CT 扫描。N_3 患者做纵隔 CT 扫描、$N_2 N_3$ 患者行全身骨扫描。

1.1.1.4 鼻咽活检获取病理［按国际卫生组织（WHO）分类，必要时行免疫组化和原位杂交检测］。

1.1.1.5 其他：放疗前口腔处理。

1.1.2 备选检查

1.1.2.1 出、凝血时间检查，大便常规检查。

1.1.2.2 鼻咽电子内镜检查。

1.1.2.3 N_1 患者行全身骨 ECT 扫描。

1.1.2.4 全身或头颈部 PET-CT 检查。

1.1.2.5 颈部淋巴结穿刺或切取（除）活检：适用于鼻咽多次活检未能获病理确诊者。对多次未获得病理诊断而临床可疑鼻咽癌的病例，应组织有关专家会诊。

1.2 病理

采用WHO鼻咽癌组织学分类：分为角化性鳞状细胞癌（Ⅰ型）和非角化性鳞状细胞癌两大类，后者又分为分化型非角化癌（Ⅱ型）和未分化型非角化癌（Ⅲ型）。其他特殊类型按病理诊断。

1.3 临床分期

1.3.1 鼻咽癌2008分期：

原发肿瘤（T）

T_1：肿瘤局限于鼻咽腔内。

T_2：肿瘤侵犯鼻腔、口咽或咽旁间隙。

T_3：肿瘤侵犯颅底、翼内肌。

T_4：肿瘤侵犯颅神经、鼻窦、翼外肌及以外的咀嚼肌间隙、颅内（海绵窦、脑膜等）。

区域淋巴结（N）

N_0：影像学检查及体检无淋巴结转移。

N_{1a}：咽后淋巴结转移。

N_{1b}：单侧Ⅰ$_b$、Ⅱ、Ⅲ、Ⅴ$_a$区转移淋巴结且直径≤3 cm。

N_2：双侧Ⅰ$_b$、Ⅱ、Ⅲ、Ⅴ$_a$区转移淋巴结；或直径＞3 cm；或淋巴结包膜外侵犯。

N_3：Ⅳ区、Ⅴ$_b$区转移淋巴结。

远处转移（M）

M_0：无远处转移。

M_1：有远处转移（包括颈部以下淋巴结转移）分期。

Ⅰ：$T_1N_0M_0$

Ⅱ：$T_2N_{1a-1b}M_0$，$T_2N_{0-1b}M_0$

Ⅲ：$T_{1-2}N_2M_0$，$T_3N_{0-2}M_0$

Ⅳ$_a$：$T_{1-3}N_3M_0$，$T_4N_{0-3}M_0$

Ⅳ$_b$：任何T及任何N、M_1

1.4 综合治疗总原则

以 2008 分期为依据，详见流程图 1-1。

1.4.1 无远处转移的初治患者：实施以放射治疗为主的分层综合治疗

1.4.1.1 $T_{1-2}N_{0-1}M_0$：单纯外放射治疗或外照射加鼻咽腔内后装治疗。单纯外照射治疗：鼻咽总剂量 66～70 Gy/6.5～7 周。颈淋巴结阳性者根治量 60～70 Gy/6～7 周；颈淋巴结阴性者预防剂量 50～56 Gy/5～5.5 周。其中 N_1 患者可酌情考虑配合化疗。

1.4.1.2 $T_{1-2}N_{2-3}/T_{3-4}N_{0-3}M_0$：以外照射治疗为主，配合以同期放、化疗为主的综合治疗。化疗首选含顺铂的方案，肾功能不全等特殊情况下可选用卡铂。

1.4.2 远处转移患者

1.4.2.1 选用以化疗为主的多学科综合治疗。

1.4.2.2 骨转移局部病灶可行局部姑息放疗。

1.4.2.3 其他器官单个病灶可配合手术治疗和/或姑息性放射治疗。

1.4.3 未控或复发患者

1.4.3.1 根治剂量放疗后的残留病灶，视残留病灶大小和部位选择常规缩野推量、后装、X 线刀、三维适形放疗、适形放射治疗（IMRT）、手术切除或射频消融治疗。并视病灶大小配合化疗。

1.4.3.2 鼻咽局部复发者，可给予二程放疗，肿瘤范围较大者可配合诱导化疗和/或同时期化放疗。局限性的鼻咽复发灶可选择手术切除或外照射＋后装。

1.4.3.3 根治性放疗后颈部淋巴结残留，观察 3 个月以上仍不消失者，建议手术治疗。

1.4.3.4 放疗后颈淋巴结复发者，首选手术治疗；不能手术者酌情放疗或化疗，视治疗效果选择进一步治疗方案。

1.5 放射治疗计划设计

1.5.1 体位固定
采用热塑面模固定头颈部或头颈肩部。

1.5.2 放疗计划的靶区定义
包括原发灶区、亚临床病灶区和受累淋巴结区。

1.5.2.1 原发灶区（GTVnx）：指临床检查及影像学所见的鼻咽肿瘤及其侵犯的区域。

1.5.2.2 受累淋巴结区（GTVnd）：指临床和影像学观察到的肿大淋巴结所在区域。

1.5.2.3 亚临床病灶区（CTV）：指鼻咽癌可能扩展、侵犯的区域如颅底、鼻腔后1/3、后组筛窦、蝶窦下部、咽旁间隙和阴性淋巴结引流区等；颈部照射范围应超出淋巴结转移部位1～2个颈区。

1.5.3 照射野设计
1.5.3.1 常规放疗基本设野方式：

一般先以面颈联合野＋颈前切线野32～36 Gy，然后缩野改用小面颈联合野＋上颈颈后电子线野＋下颈前切线野14～18 Gy，再改用面颈分野±淋巴结阳性区域的颈部小野至根治量。特殊情况下可根据患者具体病情适当调整。

为全面合理覆盖靶区，可根据具体情况加用辅助野以提高靶区剂量。常用辅助野：鼻前野、颅底野、筛窦野、咽旁野和颈部小野等。

1.5.3.2 三维放疗和IMRT的靶区及重要器官勾画原则
见表1-1。

表 1-1 三维放疗和 IMRT 的靶区及重要器官勾画原则

名称	定义	备注
GTVnx	包括临床及影像学可见的原发肿瘤部位	
GTVnd	临床和影像学观察到的肿大淋巴结	
CTV_1	由 GTVnx 外扩 0.5～1.0 cm，向后方可酌情缩小	该区域还须包括鼻咽的全部黏膜层及其下方 0.5 cm
CTV_2	由 CTV_1 外扩 0.5～1.0 cm，向后方可酌情缩小，并包括所在淋巴引流区和需预防照射的颈部淋巴结阴性区域	颈部照射范围应超出淋巴结转移部位 1～2 个颈区
PTV	按系统误差和不同放疗技术摆位误差确定	
危及器官	脑干、脊髓、颞叶、晶体、眼球、视神经、视交叉、垂体、腮腺、颞颌关节、下颌骨、喉、口腔、颌下腺、内耳、中耳等	可根据肿瘤情况适当增减器官项目

1.6 治疗中评估

1.6.1 治疗中应至少每周记录肿瘤退缩情况和颅神经情况一次

鼻咽病灶可行鼻咽间接镜/鼻咽电子内镜检查，病情特殊者可复查 CT 和 MRI。

1.6.2 治疗中应至少每周记录放疗毒、副反应一次

如皮肤、黏膜、唾液腺等的反应。

1.7 随访

1.7.1 随访时间

放疗结束后 3 个月鼻咽影像学检查首选 MRI。临床随访复查

根据肿瘤消退情况，要求1～3个月复查一次；肿瘤全部消退的病例，每3个月复查一次，持续3年。以后每6个月复查一次。

1.7.2 随访内容

1.7.2.1 常规检查：常规鼻咽、头颈部检查；EBV-DNA拷贝数检测、B超、胸片每3～6个月复查一次。

1.7.2.2 参考检查：鼻咽内镜检查、EB病毒血清学检测、CT、ECT、听力检查、垂体激素水平检测等。

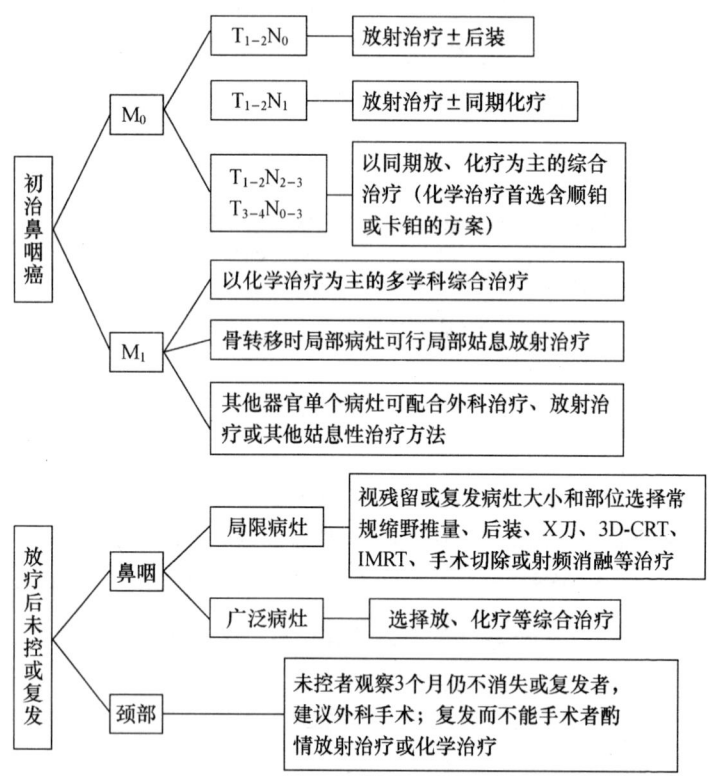

图1-1 鼻咽癌治疗路径图

注：3D-CRT，三维适形放疗；IMRT，适形调强放疗

1.7.2.3 每年复查一次鼻咽 MRI。

1.7.2.4 随访记录

(1) 肿瘤消退情况:记录消退时间,如有残留,记录部位、有关检查结果、处理方法。

(2) 复发情况:复发部位、时间、检查与处理手段、结果。

(3) 远处转移情况:部位、时间、检查与处理手段、结果。

(4) 放射后遗症:放射性脑脊髓病、放射性耳损伤、骨坏死、皮肤黏膜损伤、张口困难、第二原发癌等。

(5) 生存时间:每次随访时间、死亡时间、死因。

(6) 其他重要的临床表现。

参考文献

[1] Lo YM, Chan AT, Chan LY, et al. Molecular prognostication of nasopharyngeal carcinoma by quantitative analysis of circulating Epstein-Barr virus DNA. Cancer Res, 2000, 60: 6878 - 6881.

[2] Leung SF, Chan AT, Zee B, et al. Pretherapy quantitative measurement of circulating Epstein-Barr virus DNA is predictive of posttherapy distant failure in patients with early-stage nasopharyngeal carcinoma of undifferentiated type. Cancer, 2003, 98: 288 - 291.

[3] Shao JY, Zhang Y, Li YH, et al. Comparison of Epstein-Barr virus DNA level in plasma, peripheral blood cell and tumor tissue in nasopharyngeal carcinoma. Anticancer Res, 2004, 24 (6): 4059 - 4066.

[4] Lin JC, Wang WY, Chen KY, et al. Quantification of plasma Epstein-Barr virus DNA in patients with advanced nasopharyngeal carcinoma. N Engl J Med, 2004, 350: 2461 - 2470.

[5] Chang JT, Lin CY, Chen TM, et al. Nasopharyngeal carcinoma with cranial nerve palsy: the importance of MRI for radiotherapy. Int J Radiat Oncol Biol Phys, 2005, 63: 1354 - 1360.

[6] Yen TC, Chang JT, Ng SH, et al. The value of 18F-FDG PET in the detection of stage M0 carcinoma of the nasopharynx. J Nucl Med, 2005,

46: 405-410.

[7] Chan J, Bray F, McCarron P, et al. Nasopharyngeal carcinoma. // Pathology and genetics of head and neck tumours. World Health Organization classification of tumours. Lyon: IARC press, 2005: 85-97.

[8] 中国鼻咽癌临床分期工作委员会. 鼻咽癌92'分期修订工作报告. 中华放射肿瘤学杂志, 2009, 18 (1): 2-6.

[9] Sobin L. International Union Against Cancer (UICC): TNM classification of malignant tumours, 6th ed. New York: Wiley-Liss press, 2002.

[10] Ma J, Liu L, Tang L, et al. Retropharyngeal lymph node metastasis in nasopharyngeal carcinoma: prognostic value and staging categories. Clin Cancer Res, 2007, 13 (5): 1445-1452.

[11] Leung TW, Wong VYW, Sze WK, et al. High-dose-rate intracavitary brachytherapy boost for early T stage nasopharyngeal carcinoma. Int J Radiat Oncol Bio Phys, 2008, 70 (2): 361-367.

[12] Lin JC, Jan JS, Hsu CY. Concurrent chemoradiotherapy versus radiotherapy alone for advanced nasopharyngeal carcinoma: positive effect on overall and progression-free survival. J Clin Oncol, 2003, 21: 637-637.

[13] Baujat B, Audry H, Bourhis J, et al. Chemotherapy in locally advanced nasopharyngeal carcinoma: an individual patient data meta-analysis of eight randomized trials and 1753 patients. Int J Radiat Oncol Bio Phys, 2006, 64 (1): 47-56.

[14] Gregoire V, Eisbruch A, Hamoir M, et al. Proposal for the delineation of the nodal CTV in the node-positive and the post-operative neck. Radiother Oncol, 2006, 79: 15-20.

附录1 国际抗癌联盟 (UICC) 推荐的鼻咽癌临床分期 (2002, 第6版)

T_1: 肿瘤局限于鼻咽腔。

T_2: 肿瘤侵犯软组织。

　　T_{2a}: 肿瘤仅侵及口腔和/或鼻腔。

　　T_{2b}: 有咽旁侵犯。

T_3: 肿瘤累及骨质和/或鼻旁窦。

T_4: 颅内受侵和/或累及颅神经、颞下窝、下咽、眼眶或咀嚼肌间隙。

N_X：区域淋巴结无法评估。

N_0：无区域淋巴结转移。

N_1：单侧、锁骨上窝以上淋巴结最大直径≤6 cm。

N_2：双侧、锁骨上窝以上淋巴结最大直径≤6 cm。

N_3：(a) 淋巴结直径＞6 cm。

(b) 锁骨上窝淋巴结。

M_X：远处转移无法评估。

M_0：无远处转移。

M_1：有远处转移。

分期

Ⅰ：$T_1 N_0 M_0$

Ⅱ$_A$：$T_{2a} N_0 M_0$

Ⅱ$_B$：$T_{1-2} N_1 M_0$ $T_{2b} N_0 M_0$

Ⅲ：$T_{1-2} N_2 M_0$ $T_3 N_{0-2} M_0$

Ⅳ$_A$：$T_4 N_{0-2} M_0$

Ⅳ$_B$：$T_{1-4} N_3 M_0$

Ⅳ$_C$：M_1

2. 脑胶质瘤的放射治疗

2.1 治疗前检查

2.1.1 必做检查
2.1.1.1 临床常规检查。
2.1.1.2 头颅MRI扫描。

2.1.2 备选检查
必要时可行头颅核磁波谱成像、核磁灌注成像或 ^{11}C-蛋氨酸-PET/CT（^{11}C-MET-PET/CT）检查，了解肿瘤代谢及局部血流灌注情况，可有助于肿瘤的准确定位以及鉴别肿瘤复发或放射性脑坏死。

2.2 病理

必须加做免疫组化检查，检测O-6-甲基鸟嘌呤-DNA甲基转移酶（O-6-methylguanine-DNA methyltransferase，MGMT）的状态，指导化疗方案的选择和预后的判断。

2.3 分期

脑胶质瘤的WHO分期在临床上较少应用。

2.4 治疗方案［参考美国国立综合癌症网络（NCCN）临床治疗指引 v.1.2008］

2.4.1 脑胶质瘤的治疗首选手术
手术治疗的原则为"最大程度地切除肿瘤，并最大程度地保全神经功能"。由于脑胶质瘤的浸润性以及生长部位的特殊性，手术常难以完全切除。术后辅助放疗为重要的治疗手段之一。

对于低级别的胶质瘤（LGG，WHO Ⅰ～Ⅱ），手术完全切除，若<45 岁，临床症状仅表现为癫痫的患者可进行观察；存在预后不良因素者（若≥45 岁、存在局部神经功能缺陷或颅内高压）可观察、放疗或选择化疗。

如手术不能完全切除，症状未控制或进展者，可放疗或化疗；对于症状稳定者，可观察或放疗或选择化疗。对于高级别的胶质瘤（HGG，WHO Ⅲ～Ⅳ）患者，需行术后辅助放疗±化疗。胶质母细胞瘤（WHO Ⅳ），可选用替莫唑胺同期放化疗＋辅助化疗，而间变性星形细胞瘤或间变性少突胶质瘤（WHO Ⅲ）必要时也可考虑化疗。

2.4.2 成人低级别浸润型幕上星形细胞瘤和少突胶质瘤（除外毛细胞型星形细胞瘤）

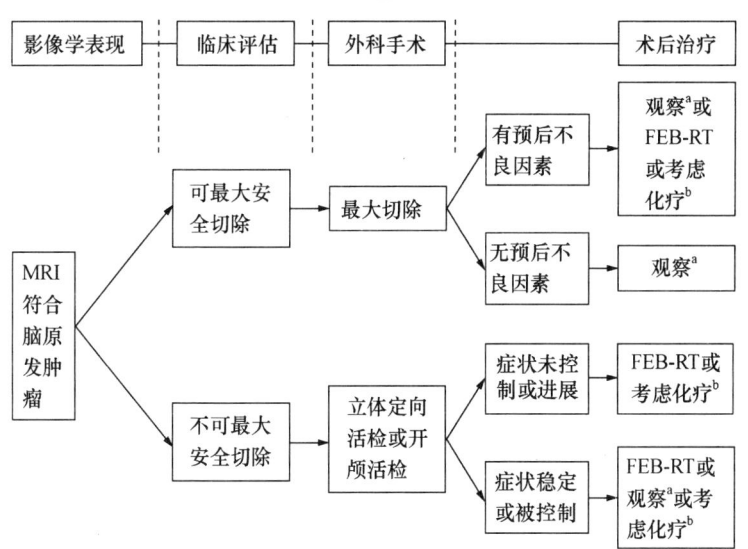

注：FEB-RT：分次外放疗。

a. 对术后接受单纯观察的患者必须进行定期随诊。

b. 已报道少突胶质瘤（尤其是染色体 1p 缺失或联合 1p 19q 缺失者）对烷化剂类化疗药物敏感，对这类患者可考虑化疗。

2.4.3 间变性星形细胞瘤、间变性少突胶质瘤和多形性胶质母细胞瘤

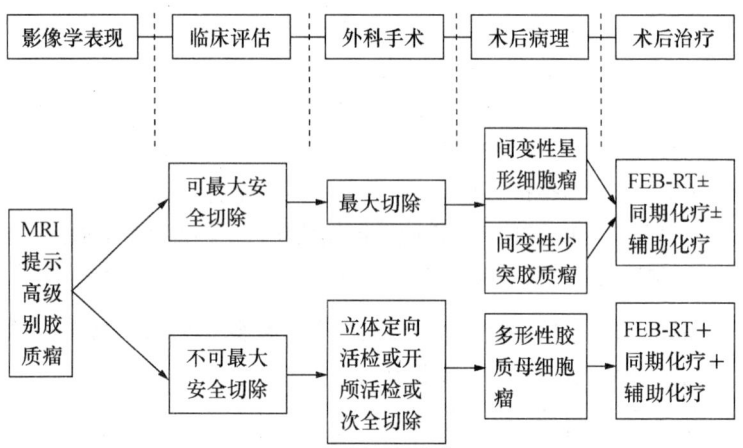

2.4.4 室管膜和间变性室管膜瘤

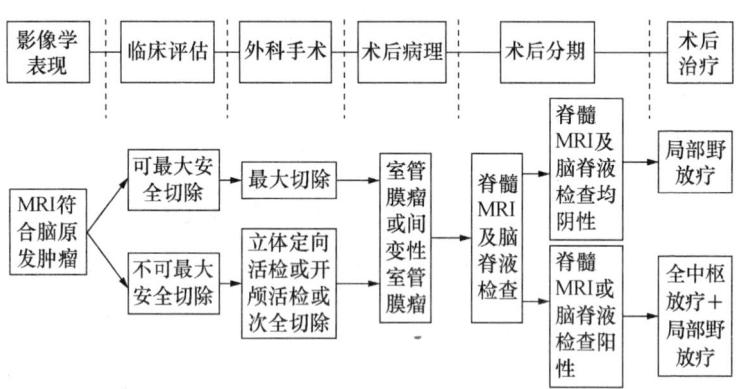

2.5 放疗计划设计

2.5.1 靶区勾画的定义

2.5.1.1 GTV

定义为大体可见肿瘤。在 MRI 图像上，GTV 一般表现为 T1W 强化异常信号或 FLAIR 高信号病灶。若术后无残留肿瘤，瘤腔可定义为 GTV。

2.5.1.2 CTV-1

定义为 GTV 及其周围潜在的浸润组织或亚临床病灶。在 MRI 图像上，CTV-1 应完全包括肿瘤周围的水肿区（T2 或 FLAIR 异常高信号），对于低级别胶质瘤，通常在 GTV 外加 1～2 cm 的边缘，而高级别胶质瘤，则为 GTV 外扩 2～3 cm 的边缘。

2.5.1.3 CTV-2

当 CTV-1 体积较大或包含敏感器官时，可于 45～50 Gy 后另设 CTV-2 予以缩野照射，CTV-2 定义为 GTV+1 cm。

2.5.1.4 PTV

定义为 CTV-1/CTV-2 加上考虑摆位误差及 GTV/CTV 生理性变化所增加的外放边界。一般设 PTV-1 为 CTV-1+0.5 cm，PTV-2 为 CTV-2+0.3～0.5 cm。

2.5.2 照射野设计

对于脑胶质瘤的局部野照射，在条件允许的情况下，建议行三维适形放疗或调强适形放疗。应用三维适形放疗技术时，可采用三野或四野非共面照射，同时配合楔形板的使用，调节各野剂量权重，使靶区内剂量分布更均匀、更合理，要求 V_{95}（即 95% 的等剂量曲线所包绕的靶区体积）≥95%，靶区内的剂量在处方剂量的 −5%～+7%，同时各危及器官均在最小耐受剂量范围内。

对室管膜瘤或间变性室管膜瘤，如脊髓 MRI 或脑脊液检查阳性者，则必须行全中枢神经系统照射。全中枢神经系统照射的范围包括全脑和第二骶椎以上的整段脊髓。全中枢神经系统照射可采用常规照射技术，也可采用三维适形放疗技术。

2.5.3 照射剂量及方式

采用常规分割放疗，每天一次，每周 5 天，分次剂量为 1.8～2.0 Gy。对于低级别胶质瘤，CTV 照射的总剂量为 45～54 Gy，而高级别胶质瘤，CTV 的总剂量则应为 54～60 Gy。室管膜瘤或间变性室管膜瘤的全中枢系统照射剂量为 36 Gy/20 次，脑部原发灶局部放疗剂量为 54～60 Gy，脊髓播散灶剂量为 45 Gy。

2.5.4 危及器官及耐受剂量

一般要求将危及器官的受照剂量控制在其最小耐受剂量（即 TD5/5）范围内。表 2-1 列出了中枢神经系统照射时部分危及器官的最小耐受剂量。

表 2-1 中枢神经系统照射时部分危及器官的最小耐受剂量

器官	观察终点	剂量（cGy）
脑	坏死、梗死形成	6000（1/3 脑）
		4500（全脑）
垂体	垂体功能低下	4500（全垂体）
中耳	急性浆液性中耳炎	3000（1/2 体积）
视神经、视交叉	失明	5000
视网膜	失明	4500
晶体	白内障	1000
脑干	坏死、梗死形成	6000（1/3 脑干）
		5000（全脑干）
脊髓	脊髓炎、坏死	5000（5～10 cm 长）
		4700（20 cm 长）

2.6 其他治疗方式

2.6.1 手术

以"最大程度地切除肿瘤,并最大程度地保全神经功能"为手术原则,术后4~6周为最佳放疗时机。

2.6.2 化疗

MGMT检测(-)的胶质母细胞瘤,替莫唑胺同期+辅助化疗为目前推荐的标准治疗方案,具体方案为:同期放化疗:$75\,mg/m^2$ qd(放疗开始每天用,直到放疗结束);辅助化疗:$150\sim 200\,mg/m^2$ d1~5,28天为1疗程,共6疗程(放疗后第5周开始)。MGMT检测(+)的胶质母细胞瘤,由于MGMT的存在,对替莫唑胺等烷化剂类化疗药不敏感,可予替莫唑胺小剂量持续给药或加用顺铂等方式耗竭MGMT,从而增强肿瘤细胞对化疗药物的敏感性。对间变性星形细胞瘤或间变性少突胶质瘤等也可考虑予替莫唑胺辅助化疗。具体方案同上。

2.7 疗效评价

主要的疗效评价手段为头颅MRI检查。对术后肿瘤存在明显残留的患者,可在放疗结束时复查头颅MRI,以评价放疗的疗效,而无明显肿瘤残留的患者,则按随访要求定期复查。

2.8 随访

2.8.1 随访的间期

根据病理类型而定。星形细胞瘤或少突胶质瘤,可每3~6个月随访一次,直至5年,以后每年至少一次。间变性星形细胞瘤、间变性少突胶质瘤和多形性胶质母细胞瘤,放疗后2~6周随访一次,以后每2~3个月一次,直至2~3年。室管膜瘤和间变性室管膜瘤,第1年每3~4个月一次,第2年每4~6个月一次,以后每 6~12 个月一次。

2.8.2 随访的内容

包括病史的采集、全面的体格检查、神经系统检查及头颅 MRI 检查等。对有脊髓转移的室管膜瘤或间变性室管膜瘤患者,还须定期行脊髓 MRI 检查。对无法区分肿瘤复发或放射性坏死的情况,可考虑行 ^{11}C-蛋氨酸-PET/CT 或磁共振波谱(MRS)检查,以助鉴别。

参考文献

[1] Singhal T, Tanjore K. Narayanan, et al. ^{11}C-L-methionine positron emission tomography in the clinical management of cerebral gliomas. Mol Imaging Biol, 2008, 10: 1-18.

[2] Grosu AL, Weber WA, Riedel E, et al. L-(Methyl-11C) methionine positron emission tomography for target delineation resected high-grade gliomas before radiotherapy. Int J Radiat Oncol Biol Phys, 2005, 63: 64-74.

[3] Hegi M E, Diserens A-C, Gorlia T, et al. Clinical trial substantiates the predictive value of O6-methylgua-nine-DNA methyltransferase promoter methylation in glioblastoma patients treated with temozolomide. Clin Cancer Res, 2004, 10 (6): 1871-1874.

[4] Hegi ME, Diserens A-C, Gorlia T, et al. MGMT gene silencing and benefit from temozolomide in glioblastoma. N Engl J Med, 2005, 352: 997-1003.

[5] van den Bent M J, Afra D, de Witte O, et al. Long-term efficacy of early versus delayed radiotherapy for low-grade astrocytoma and oligodendroglioma in adults: the EORTC 22845 randomised trial. Lancet, 2005, 366 (9490): 985-990.

[6] stupp R, mason WP, van den bent MJ, et al. Radiotherapy plus concomitant and adjuvant temozolomide for glioblastoma. N Eng J Med, 2005, 352: 987-996.

[7] NCCN Clinical Practice Guideline in Oncology. v. 1. 2008. Central Nervous System Cancers. http://www.nccn.org.

[8] Cairncross G, Seiferheld W, Shaw E, et al. An intergroup randomized controlled clinical trial (RCT) of chemotherapy plus radiation (RT) versus RT alone for pure and mixed anaplastic oligodendrogliomas: initial report of RTOG 94-02. J Clin Oncol, 2004, 22 (14S): 1500.

[9] van den Bent MJ, Delattre J, Brandes AA, et al. First analysis of EORTC trial 26951, a randomized phase III study of adjuvant PCV chemotherapy in patients with highly anaplastic oligodendroglioma. J Clin Oncol, 2005, 23 (16S): 1503.

[10] Brandes AA, Tosoni A, Cavallo G, et al. Correlations between O6-methylguanine DNA methyltransferase promoter methylation status, 1p and 19q deletions, and response to temozolomide in anaplastic and recurrent oligodendroglioma: a prospective GICNO study. J Clin Oncol, 2006, 24 (29): 4746-4753.

[11] Shaw E, Arusell R, Scheithauer B, et al. Prospective randomized trial of low-versus high-dose radiation therapy in adults with supratentorial low-grade glioma: initial report of a North Central Cancer Treatment Group/Radiation Therapy Oncology Group/Eastern Cooperative Oncology Group study. J Clin Oncol, 2002, 20: 2267-2276.

[12] Karim A B, Maat B, Hatlevoll R, et al. A randomized trial on dose-response in radiation therapy of low-grade cerebral glioma: European Organization for Research and Treatment of Cancer (EORTC) Study 22844. Int J Radiat Oncol Biol Phys, 1996, 36: 549-556.

[13] Laperriere N. Radiotherapy for newly diagnosed malignant glioma in adults: a systematic review. Radiotherapy and Oncology, 2002 (64), 259-274.

[14] Bleehen NM, Stenning SP. A medical research council trial of two radiotherapy doses in the treatment of grades 3 and 4 astrocytoma. The Medical Research Council Brain Tumour Working Party. Br J Cancer, 1991, 64: 769-774.

3. 鼻腔、筛窦癌的放射治疗

3.1 治疗前检查

3.1.1 必做检查

3.1.1.1 三大常规：血常规、尿常规、粪便常规。

3.1.1.2 血清学检查：肝功能、肾功能、电解质、乙肝五项、HIV-Ab、梅毒血清学。

3.1.1.3 影像学检查：胸部 X 线片、胸部和上腹部 CT、腹部 B 超、骨 ECT、头颈部 CT/MRI（如Ⅵ区或锁骨上淋巴结转移加做胸部影像学检查）。

3.1.1.4 病理检查：活检明确诊断。

3.1.1.5 其他检查：心电图。

3.1.2 备选检查 PET/CT、胸腹部 CT

3.2 病理

鳞癌、嗅神经母细胞瘤、未分化癌、腺癌、淋巴上皮癌、肉瘤等。

3.3 临床分期［国际抗癌联盟（UICC）和美国癌症联合协会（AJCC）制定，2002］

鼻腔筛窦分期：鼻腔亚区：鼻中隔、鼻底、鼻侧壁、鼻前庭。
筛窦亚区：左、右。

TNM 的定义

原发肿瘤（T）

T_x：原发肿瘤情况不能评价。

T_0：无原发肿瘤的证据。

T_1：肿瘤局限于鼻腔或筛窦的一个亚区，无骨质破坏。

T_2：肿瘤侵犯鼻腔和筛窦，伴或不伴骨质受侵（肿瘤侵犯一个部位的两个亚区，或局限于鼻腔/筛窦复合体中互为相邻的结构）。

T_3：肿瘤侵犯眼眶底壁或内侧壁、上颌窦、腭或筛板等。

T_{4a}：肿瘤侵犯下列任一组织：眶内容物前部、鼻腔或颊部皮肤、前颅窝微小受侵、翼板、蝶窦或额窦等。

T_{4b}：肿瘤侵犯下列任一组织：眶尖、脑膜、脑、中颅窝、颅神经（除三叉神经下颌支）、鼻咽、斜坡等。

区域淋巴结（N）

N_x：淋巴结情况不能评价。

N_0：无区域性淋巴结转移。

N_1：同侧单个淋巴结转移，最大直径≤3 cm。

N_{2a}：同侧单个淋巴结转移最大直径>3 cm，但≤6 cm。

N_{2b}：同侧多个淋巴结转移，最大直径≤6 cm。

N_{2c}：双侧或对侧淋巴结转移，最大直径≤6 cm。

远处转移（M）

M_x：有无远处转移不能确定。

M_0：无远处转移。

M_1：有远处转移。

临床分期

0 期：$T_{is}N_0M_0$

Ⅰ期：$T_1N_0M_0$

Ⅱ期：$T_2N_0M_0$

Ⅲ期：$T_3N_{0-1}M_0$、$T_{1-2}N_1M_0$

Ⅳ期：A：$T_{1-3}N_2M_0$、$T_{4a}N_{0-2}M_0$

B：$T_{4b}N_{0-3}M_0$、$T_{1-4}N_3M_0$

C：$T_{1-4}N_{0-3}M_1$

附：鼻腔癌的 TNM 新分期系统（供临床参考）

针对鼻腔癌目前尚未有普遍接受的临床分期的现状，胡伟汉等通过分析中山大学肿瘤防治中心的鼻腔癌临床资料，将鼻腔癌分期从鼻腔筛窦癌分期中独立出来，建立了一套完整的鼻腔癌临床 TNM 新分期系统。

TNM 的定义

原发肿瘤（T）

T：原发灶。

T_1：肿瘤局限于一侧鼻腔。

T_2：肿瘤侵犯鼻中隔，或侵犯下述部位之一者：对侧鼻腔、鼻咽、口咽、腭部、一个鼻旁窦或鼻外皮肤。

T_3：肿瘤侵犯两个鼻旁窦以上或侵犯翼腭窝。

T_4：肿瘤侵犯下述部位之一者：颅底、颅内、脑神经、眼眶（包括眶尖）和颞下窝。

区域淋巴结（N）

N_0：无区域淋巴结转移。

N_1：同侧单个淋巴结转移，最大直径≤4 cm。

N_2：同侧单个淋巴结转移最大直径＞4 cm；或同侧多个淋巴结转移；或有双侧或对侧淋巴结转移，或淋巴结固定。

远处转移（M）

M_0：无远处转移。

M_1：有远处转移。

临床分期

Ⅰ期：$T_1 N_0 M_0$

Ⅱ期：$T_2 N_0 M_0$

Ⅲ期：$T_3 N_{0-1} M_0$、$T_{1-2} N_1 M_0$

Ⅳ期：$T_4 N_{0-1} M_0$

　　　$T_{1-4} N_2 M_0$

　　　$T_{1-4} N_{0-3} M_1$

3.4 治疗原则

3.4.1 综合治疗原则

3.4.1.1 鼻腔癌

（1）鼻腔未分化癌、低分化癌以根治性放疗为主，肿物残留者予以手术救援。

（2）鼻腔高分化癌以放疗＋手术为主，术后视切缘有无残留酌加放疗（图3-1）。

3.4.1.2 筛窦癌

（1）初治，$T_1 \sim T_2$：完全切除（首选）＋放疗（如有危险因素，考虑放、化疗）或根治性放疗。

（2）初治，$T_3 \sim T_4$，可切除：完全切除＋放疗。

（3）初治，不可切除：放疗，或放、化疗。

（4）不完全切除后诊断（息肉切除术，内镜手术）和残留：优选手术（如果可行）＋放疗，或放疗、放化疗。

（5）不完全切除后诊断（息肉切除术，内镜手术）和临床及影像无征象：放疗或手术（如果可行）＋放疗（图3-2）。

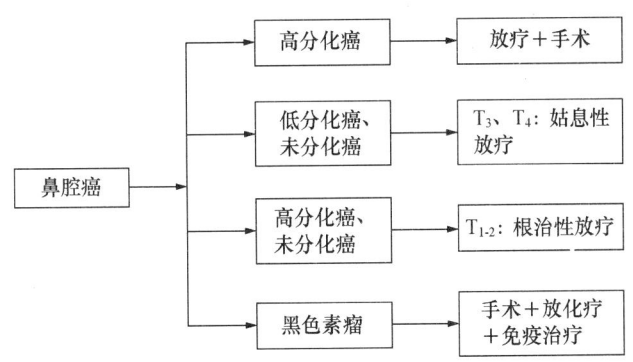

图3-1 鼻腔癌治疗流程图

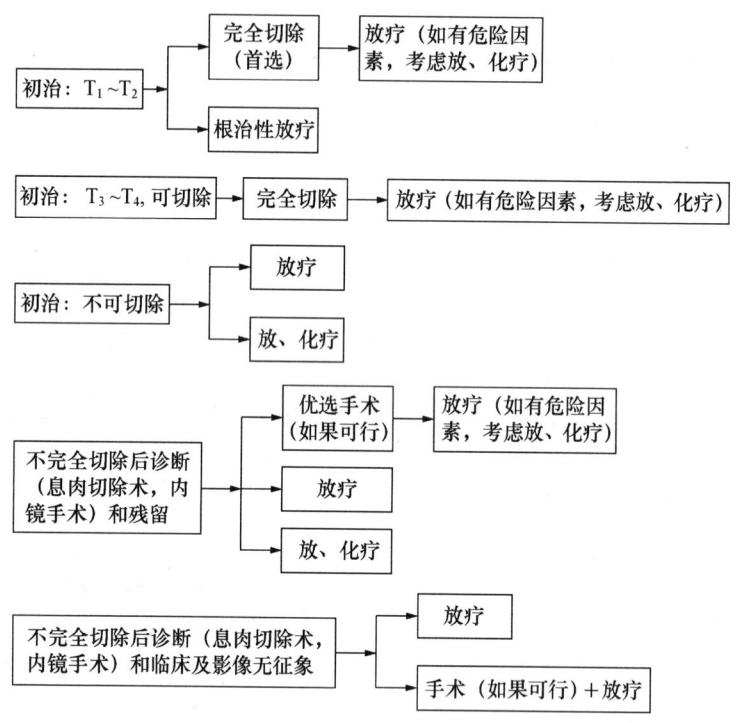

图 3-2 筛窦癌治疗流程图

危险因素的评估
(1) 切缘阳性。
(2) 周围神经侵犯。

3.4.2 放射治疗原则

3.4.2.1 根治性放疗
(1) TNM 分期为 T_1、T_2 早期病变。
(2) 病理为未分化癌、低分化癌或分化差的癌。

3.4.2.2 术前放疗
中晚期的鼻腔、筛窦癌,尤其侵犯眼眶者,作计划性的术前放疗。

3.4.2.3 术后放疗
（1）肉眼残留。
（2）手术切缘阳性或安全边界不够。
（3）局部软组织或肌肉受侵。
（4）神经受侵。

3.4.2.4 姑息性放疗
适用于晚期病例，不能手术及根治性放疗者；以及用于远处转移止痛等。

3.5 放疗计划设计

3.5.1 常规放疗

3.5.1.1 面前矩形野：适用于肿瘤局限于一侧鼻腔、筛窦而未累及上颌窦的患者；照射范围包括同侧鼻腔和筛窦。

3.5.1.2 面前"L"形野：适用于同侧上颌窦内侧壁受侵者。照射范围包括同侧鼻腔、筛窦及同侧上颌窦内壁或全上颌窦。

3.5.1.3 面前"品"形野：适用于肿物侵入鼻中隔，侵犯一侧或双侧上颌窦的患者。照射范围包括鼻腔、全组筛窦、双侧上颌窦内壁或全上颌窦。

3.5.1.4 面前方形野：适用于肿物位于筛窦后组，肿物侵及一侧或双侧筛窦（对侧未侵及眼眶）、同侧眼眶及球后，有突眼或侵及上颌窦顶壁、后壁的患者，也适用于肿瘤广泛侵及眶骨、颅底、筛板、后组筛窦、颅神经受累的患者。

3.5.1.5 双颞侧矩形野：适用于病变靠后，或肿瘤侵及眶后、上颌窦后部、下颌关节区或后组筛窦。

3.5.1.6 下颈锁骨上前切线野中间予 3 cm 铅挡块以保护脊髓。照射至 36～40 Gy 时用电子线照射后颈部淋巴结引流区，并注意避开脊髓和脑干组织。

3.5.2 CT-Sim/3DCRT/IMRT 技术

原发灶大体肿瘤体积 GTV_T：鼻腔、筛窦肿瘤的临床病灶，即经临床及影像学检查能见到的肿瘤形状、大小所确定的范围。

术后放疗：手术残留或切缘参考以上资料，手术切除干净，可直接勾画 CTV_T。

诱导（新辅助）化疗后的 GTV_T 以化疗前为标准。

颈部淋巴结大体肿瘤体积 GTV_N：临床查体或影像学支持的颈部肿大淋巴结，影像学检查满足以下条件：① 横断面上最短径 $\geqslant 1\,cm$；② 有包膜外侵；③ 存在坏死区；④ 呈串状。

亚临床病灶区 CTV_T：根据鼻腔、筛窦肿瘤原发灶大小可能侵犯的区域如鼻中隔、对侧鼻腔、翼腭窝、颞下窝、眼眶、上颌窦、蝶窦、颅底及咽后淋巴结等。

颈部淋巴结区 CTV_N：$T_{1-2}N_0$，不推荐颈部预防照射；T_{3-4} 或任何 T，且 N（+）行颈部照射。

3.5.3 时间剂量分割

3.5.3.1 根治性放疗：原发灶 66～70 Gy，阳性颈部淋巴结 60～66 Gy，预防区域 50～56 Gy。

3.5.3.2 术前放疗：40～50 Gy。

3.5.3.3 术后放疗：50～56 Gy，残留病灶可加量至 60～70 Gy。

3.6 常见化疗方案

3.6.1 新辅助化疗

3.6.1.1 PF 方案

DDP 80～100 mg/m² d1 5-Fu 750 mg/m² d1～5

3.6.1.2 TPF 方案

多烯紫杉醇 60 mg/m² d1 或泰素 135 mg/m² d1

DDP 80 mg/m² d1

5-Fu 500 mg/m² d1～5

3.6.2 同期放、化疗

3.6.2.1　DDP 40～60 mg/m^2 qw

3.6.2.2　DDP 80～100 mg/m^2 q3w

3.6.3 靶向治疗

靶向药物 C225（爱必妥）也可用于头颈部肿瘤的同期放化疗。

3.7　治疗过程中的评估

3.7.1 毒性监测

血象：每周监测。

生化检查：每1～4周监测。

3.8　随访要求

3.8.1 随访时间安排

治疗结束后：第一年：1次/2～3个月。

第二年：1次/3～4个月。

第三年：1次/4～5个月。

第四年：1次/5～6个月。

第五年及以后：1次/年。

3.8.2 随访内容

包括查体、头颈部 CT/MRI、B超、胸片，必要时行 ECT 等。

参考文献

[1] NCCN guideline (v. 2. 2008)：Head and neck cancer.

[2] 殷蔚伯，谷铣之，等.肿瘤放射治疗学.第3版.北京：中国协和医科大学出版社，2002.

[3] 崔念基，卢泰祥，邓小武，等.实用临床肿瘤放射肿瘤学.广州：中山

大学出版社，2005.

[4] KS Clifford Chao, Smith Apisarnthanarax, Gokhan Ozyigit. Practical Essentials of Intensity Modulated Radiation Therapy. New York: Lippincott Williams & Wilkins, 2006.

[5] Ang KK. Radiotherapy for head and neck cancer. 2006, 6 edtion.

[6] 罗京伟，徐国镇，高黎. 头颈部肿瘤放射治疗图谱. 北京：人民卫生出版社，2005.

[7] 李树玲主编. 新编头颈肿瘤学. 北京：科学技术文献出版社，2002. 655-686.

[8] 汤钊猷，现代肿瘤学. 上海：复旦大学出版社，2003. 985-1010.

[9] 胡伟汉，谢方云，傅晓莹，等. 23例原发性筛窦恶性肿瘤临床分析. 中华放射肿瘤学杂志，2003, 23 (3)：207-208.

[10] 胡伟汉，谢方云，陈德珠，等. 98例鼻腔癌的治疗与预后. 癌症，2004, 11s (23)：1542-1545.

[11] 胡伟汉，谢方云，方盛华，等. 163例鼻腔恶性肿瘤治疗分析. 中华肿瘤杂志，2005, 27 (2)：65-69.

[12] 胡伟汉，赵雁梨，方盛华，等. 鼻腔癌临床TNM新分期的研究. 中华肿瘤杂志，2005, 27 (6)：355-359.

[13] A randomized phase III multicenter trial of neoadjuvant docetaxel plus cisplatin and 5-fluorouracil (TPF) versus neoadjuvant PF in patients with locally advanced unresectable squamous cell carcinoma of the head and neck (SCCHN). Final analysis of EORTC 24971. Journal of Clinical Oncology, 2006 ASCO Annual Meeting Proceedings Part I, 2006, 24, (18)：5516.

[14] Schrijvers D, Van Herpen C, Kerger J, et al. Docetaxel, cisplatin and 5-fluorouracil in patients with locally advanced unresectable head and neck cancer: a phase I～II feasibility study. Annals of Oncology, 2004, 15：638-645.

[15] Vermorken JB, Remenar E, van Herpen C, et al; EORTC 24971/TAX 323 Study Group. Cisplatin, fluorouracil, and docetaxel in unresectable head and neck cancer. N Engl J Med, 2007, 357 (17)：1695-1704.

[16] Posner MR, Hershock DM, Blajman CR, et al. Cisplatin and fluorou-

racil alone or with docetaxel in head and neck cancer. N Engl J Med, 2007, 357 (17): 1705-1715.

[17] Forastiere AA, Goepfert H, Maor M, et al. Concurrent chemotherapy and radiotherapy for organ preservation in advanced laryngeal cancer. N Engl J Med, 2003, 349: 2091-8.

[18] Adelstein DJ, Li Y, Adams GL, et al. An intergroup phase III comparison of standard radiation therapy and two schedules of concurrent chemoradiotherapy in patients with unresectable squamous cell head and neck cancer. J Clin Oncol, 2003, 21 (1): 92-98.

[19] Bernier J, Domenge C, Ozsahin M, et al. Postoperative irradiation with or without concomitant chemotherapy for locally advanced head and neck cancer. N Engl J Med, 2004, 350: 1945-1952.

[20] Cooper JS, Pajak TF, Forastiere AA, et al. Postoperative concurrent radiotherapy and chemotherapy for high-risk squamous-cell carcinoma of the head and neck. N Engl J Med, 2004, 350 (19): 1937-1944.

[21] Cooper JS, Pajak TF, Forastiere AA, et al. Postoperative concurrent radiotherapy and chemotherapy for high-risk squamous-cell carcinoma of the head and neck. N Engl J Med, 2004, 350 (19): 1937-1944.

[22] Bonner JA, Harari PM, Giralt J, et al. Radiotherapy plus cetuximab for squamous-cell carcinoma of the head and neck. N Engl J Med, 2006, 354: 567-578.

[23] Vermorken J, Mesia R, Vega V, et al. Cetuximab extends survival of patients with recurrent or metastatic SCCHN when added to first line platinum based therapy-Results of a randomized phase III (Extreme) study [abstract]. ASCO Annual Meeting Proceedings. J Clin Oncol, 2007, 25: 6091.

[24] Burtness B, Goldwasser MA, Flood W, et al. Phase III randomized trial of cisplatin plus placebo compared with cisplatin plus cetuximab in metastatic/recurrent head and neck cancer: An Eastern Cooperative Oncology Group Study. J Clin Oncol, 2005, 23: 8646-8654.

[25] Zhang L, Zhang Y, Huang PY, et al. Phase II clinical study of gemcitabine in the treatment of patients with advanced nasopharyngeal carci-

noma after the failure of platinum-based chemotherapy. Cancer Chemother Pharmacol, 2008, 61 (1): 33 - 38. Epub 2007 Mar 20.

[26] Vermorken JB, Trigo J, Hitt R, et al. Open-label, uncontrolled, multicenter phase II study to evaluate the efficacy and toxicity of cetuximab as a single agent in patients with recurrent and/or metastatic squamous cell carcinoma of the head and neck who failed to respond to platinum-based therapy. J Clin Oncol, 2007, 25 (16): 2171 - 2177.

4. 喉癌的放射治疗

4.1 治疗前检查

4.1.1 必做检查

4.1.1.1 三大常规：血常规、尿常规、大便常规。

4.1.1.2 血清学检查：肝功能、肾功能、电解质、乙肝五项、HIV-Ab、梅毒血清学。

4.1.1.3 影像学检查：胸部 X 线片、头颈部 CT/MRI（如Ⅵ区或锁骨上淋巴结转移加做胸部影像学检查）、腹部 B 超、骨 ECT。

4.1.1.4 病理检查：喉镜活检以明确诊断。

4.1.1.5 其他检查：心电图。

4.1.2 备选检查

PET/CT 检查。

4.2 病理

根据喉癌组织类型，喉癌可分为鳞状细胞癌、原位癌。其他的有腺癌、肉瘤等。

4.3 分期（UICC 和 AJCC 制定，2002）

TNM 的定义

原发肿瘤（T）

T_x：原发肿瘤不能估计。

T_0：无原发肿瘤证据。

T_{is}：原位癌。

声门上型

T_1：肿瘤局限于声门上一个亚区，声带活动正常。

T_2：肿瘤侵犯一个以上的亚区、声门区或声门上区以外（如舌根黏膜、舌会厌谷、梨状窝内侧壁等），无声带固定。

T_3：肿瘤位于喉内，伴声带固定，或侵犯下列结构：环后区、会厌前间隙、喉旁间隙，和/或甲状软骨板的微小侵犯（如皮质内）。

T_4：a. 肿瘤侵犯甲状软骨板和/或喉外组织器官，如气管、颈部软组织，包括舌深部肌/舌外肌（颏舌肌、舌骨舌肌、腭舌肌和茎突舌骨肌）、带状肌、甲状腺、食管。

b. 肿瘤侵犯椎前筋膜、纵隔结构，或包绕颈动脉。

声门区

T_1：肿瘤局限于声带（可伴前后联合受侵），声带活动正常。

a. 局限于一侧声带。

b. 双侧声带受侵。

T_2：肿瘤侵犯声门上和/或声门下区，伴或不伴声带活动受限。

T_3：肿瘤位于喉内，伴声带固定，和/或侵犯会厌旁间隙，和/或甲状软骨板的微小侵犯（如皮质内）。

T_4：a. 肿瘤侵犯甲状软骨板，或喉外组织器官，如：气管、颈部软组织，包括舌深部肌/舌外肌（颏舌肌、舌骨舌肌、腭舌肌和茎突舌骨肌）、带状肌、甲状腺、食管。

b. 肿瘤侵犯椎前筋膜、纵隔结构，或包绕颈动脉。

声门下区

T_1：肿瘤局限于声门下区。

T_2：肿瘤侵犯声带，声带活动正常或受限。

T_3：肿瘤位于喉内，伴声带固定。

T_4：a. 肿瘤侵犯环状软骨或甲状软骨，和/或喉外组织器官，如：气管、颈部软组织，包括舌深部肌/舌外肌（颏舌肌、舌骨舌肌、腭舌肌和茎突舌骨肌）、带状肌、甲状腺、食管。

b. 肿瘤侵犯椎前筋膜、纵隔结构，或包绕颈动脉。

区域淋巴结（N）

N_x：区域淋巴结无法评估。

N_0：无区域淋巴结转移。

N_1：同侧单个转移淋巴结转移，最大直径≤3 cm。

N_2：a. 同侧单个淋巴结转移，最大直径＞3 cm，但≤6 cm。

　　　b. 同侧多个淋巴结转移，其中最大直径≤6 cm。

　　　c. 双侧或对侧淋巴结转移，其中最大直径≤6 cm。

N_3　转移淋巴结的最大直径＞6 cm。

远处转移（M）

M_x：远处转移无法评估。

M_0：无远处转移。

M_1：有远处转移。

临床分期

0 期：$T_{is}N_0M_0$

Ⅰ期：$T_1N_0M_0$

Ⅱ期：$T_2N_0M_0$

Ⅲ期：$T_{1-2}N_1M_0$、$T_3N_{0-1}M_0$

Ⅳ期：ⅣA 期：$T_{1-3}N_2M_0$、$T_{4a}N_{0-2}M_0$

　　　ⅣB 期：$T_{4b}N_{0-2}M_0$、$T_{1-4}N_3M_0$

ⅣC 期：$T_{1-4}N_{0-3}M_1$

4.4　治疗原则

4.4.1　综合治疗原则

4.4.1.1　声门癌

早期病变（T_1～T_2）首先考虑放射治疗，而外科切除作为放射治疗失败后的挽救措施。根治性放射治疗可以达到 90% 以上的局部控制率，早期应用放射治疗可以有效地保护患者的发音功能。如果临床分期为Ⅲ、Ⅳ期，可考虑以下三种方案：

（1）先行放射治疗，失败时再给予手术。

(2) 手术前放射治疗。

(3) 手术后辅助放射治疗。

对于复发的患者,在放射治疗失败的基础上应行挽救性手术,如果为首次手术的患者复发,则可以选用挽救性放射治疗,详见图4-1。

4.4.1.2 声门上、下区癌

(1) 临床分期较早、病变局限、无气道梗阻者,适用于放射治疗。如果原发灶属早期病变,而颈淋巴结转移灶为较晚期,活动性差,则应采用综合治疗(手术、放疗)的方案。原发病灶变采用放射治疗,而颈转移病灶用外科治疗或放射治疗加手术。

(2) 临床分期为中晚期者,原则上手术行全喉切除术。对有选择的晚期病例,可先用放射治疗为主的综合治疗,如失败则行全喉切除术,作为补救性措施。

(3) 根据术后危险因素评估主要和次要危险因素,在此基础上结合患者具体情况选择术后放射治疗。

声门上型喉癌治疗流程见图4-2。

4.4.2 放射治疗适应证

4.4.2.1 单纯放疗

(1) 声带原位癌和临床Ⅰ、Ⅱ期声门上区、声门区喉癌。

(2) 不愿接受手术或存在手术禁忌证的患者。

(3) 对原发病变属早期,而颈部病变属晚期者,原发病变可采用单纯放疗,颈部病变可做淋巴结清扫术。

4.4.2.2 术前放疗

(1) 颈部淋巴结固定。

(2) 经肿瘤做紧急气管切开术。

(3) 肿瘤直接侵犯皮肤。

4.4.2.3 术后放疗

(1) 肿瘤肉眼残留。

(2) 手术切缘阳性或安全边界不够。

(3)原发灶侵犯血管、软骨及颈前软组织。

(4)N_{2-3}及淋巴结存在包膜侵犯。

4.4.2.4 姑息性放疗

适合于手术和放疗均难以根治的患者,可改善症状,减轻痛苦,延长患者寿命。

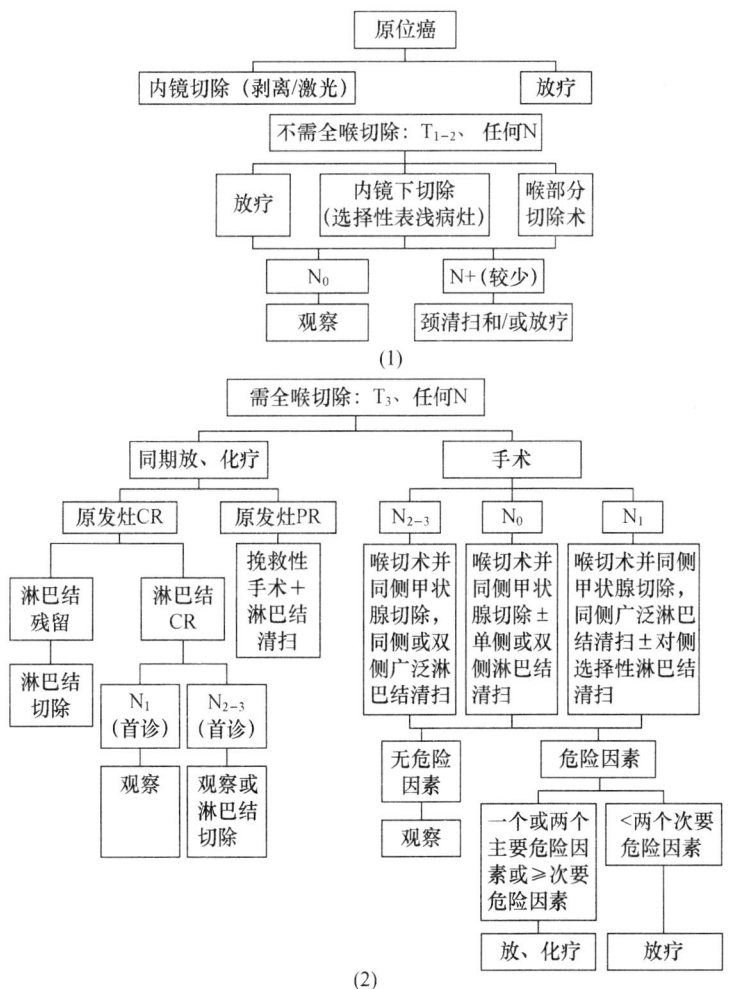

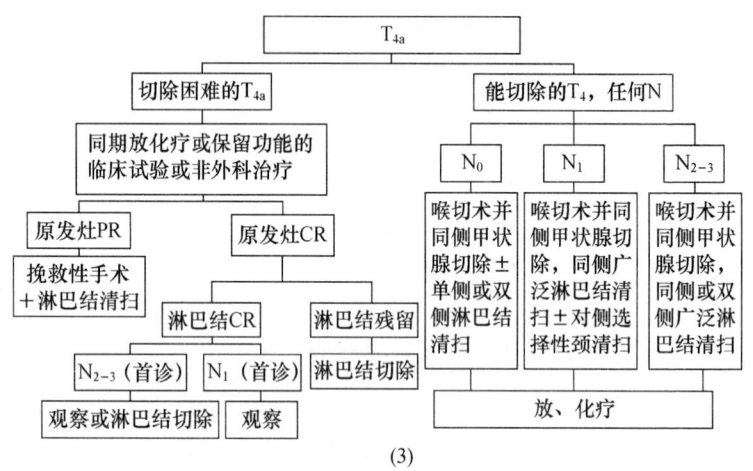

(3)

图 4-1 声门型喉癌治疗流程图（参考 NCCN 2008 年指南）

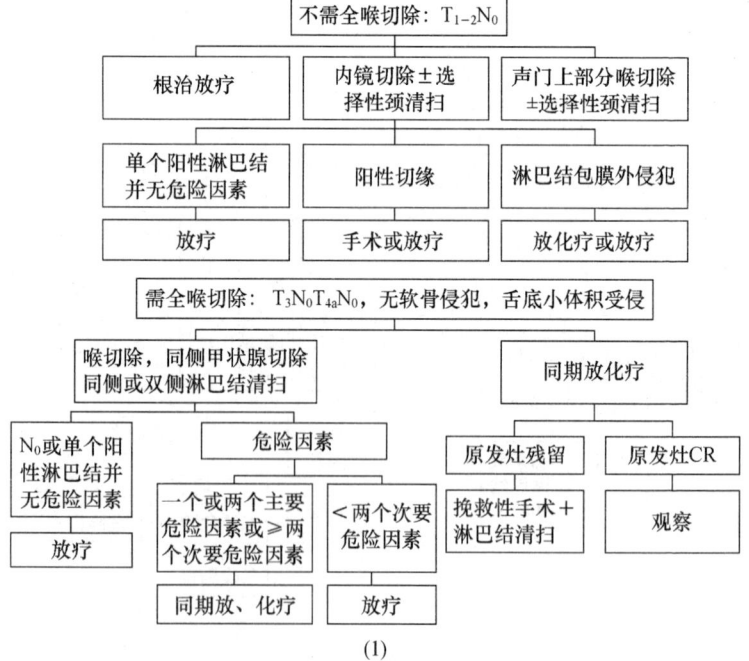

(1)

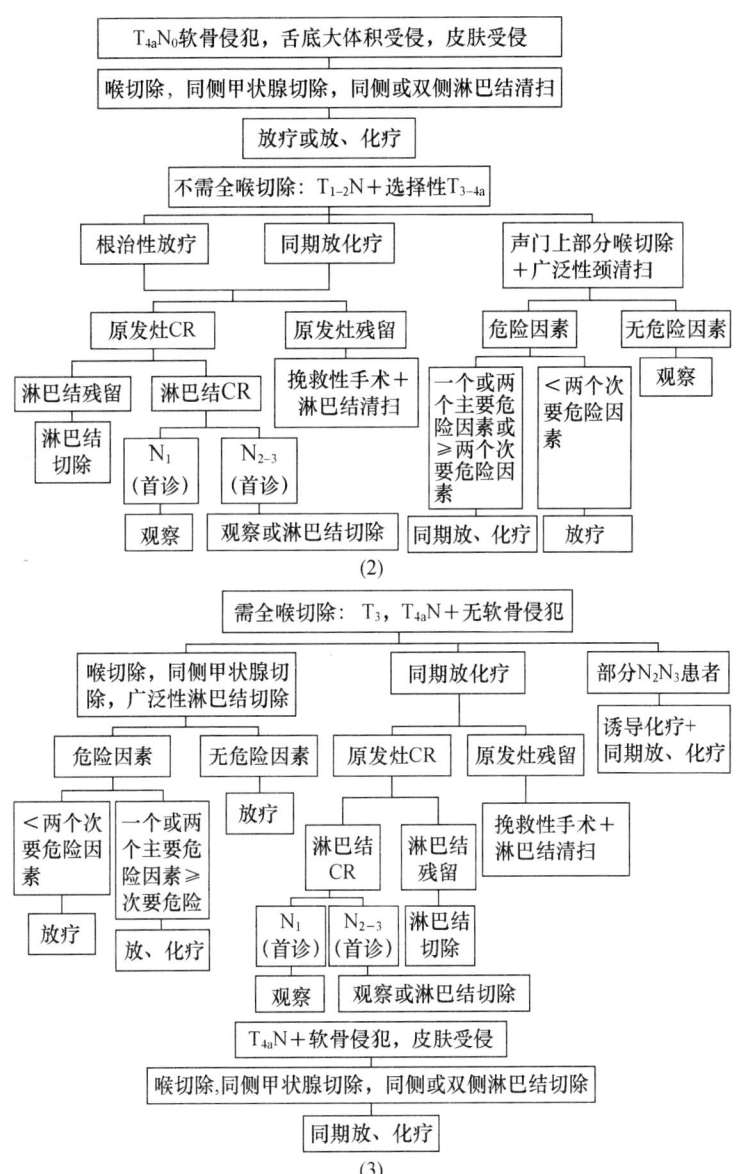

图 4-2 声门上型喉癌治疗流程图（参考 NCCN 2008 年指南）

危险因素评估

主要危险因素：术后切缘阳性和/或淋巴结包膜侵犯。

次要危险因素：

(1) 术后分期 T_3 或 T_4；

(2) N_2 或 N_3；

(3) 周围神经侵犯；血管癌栓。

4.5 放疗计划设计

4.5.1 靶区定义

GTV：经临床及影像学检查能见到的肿瘤形状、大小所确定的范围。

4.5.1.1 声门上区癌：

(1) CTV_T：根据声门上区原发灶可能侵犯的区域如舌根、舌会厌、梨状窝、环后区、会厌前间隙、喉旁间隙、甲状软骨、气管、颈部部分软组织、舌深部肌/舌外肌（颏舌肌、舌骨舌肌、腭舌肌和茎突舌骨肌）、甲状腺、食管等。

(2) CTV_N：$T_{1-2}N_0$ 对同侧和对侧ⅠB（部分）、Ⅱ、Ⅲ进行预防照射；$T_{3-4}N_0$ 对同侧和对侧ⅠB（部分）、Ⅱ、Ⅲ及Ⅳ区进行预防照射；N＋照射ⅠB（部分）～Ⅴ区。

4.5.1.2 声门区癌：

(1) CTV_T：参考声门上区癌亚临床区可能侵犯的组织和器官。

(2) CTV_N：$T_{1-2}N_0$ 一般不行预防照射；$T_{3-4}N_0$ 或 N_1 对同侧和对侧ⅠB、Ⅱ、Ⅲ及Ⅳ区进行预防照射；N＋照射ⅠB～Ⅴ区。

4.5.1.3 声门下区癌：

(1) CTV_T：参考声门上区癌亚临床区可能侵犯的组织和器官。

(2) CTV_N：$T_{1-2}N_0$ 对同侧和对侧 Ⅱ、Ⅲ、Ⅳ、Ⅴ 及 Ⅵ 区进行预防照射；$T_{3-4}N_0$ 或 N+ 对同侧和对侧 Ⅱ、Ⅲ、Ⅳ、Ⅴ、Ⅵ 和/或 Ⅶ 区进行预防照射。

4.5.2 照射野设计

4.5.2.1 常规二维放疗技术

(1) 声门上区癌：双侧对穿野照射范围包括喉及上颈部淋巴结引流区。下颈锁骨上前切线野中间予 3 cm 铅挡块保护脊髓。照射至 36～40 Gy 时用电子线照射后颈部淋巴结引流区，并注意避开脊髓。N_0 患者推荐行双上颈淋巴结引流区照射，下颈不作预防性照射，若有淋巴结转移，下颈和锁骨上区均要作预防性照射。

(2) 声门区癌：双侧对穿野照射范围包括喉。早期声门区癌不推荐颈部预防性照射，晚期声门区癌和已侵犯声门上下区的声门区癌推荐颈部预防性照射。

(3) 声门下区癌：放射治疗应包括肿瘤的原发部位、下颈、锁骨上淋巴结、气管及上纵隔。可采用前后对穿的等中心照射技术，前野颈髓不挡铅而后野颈髓挡铅，照射至 40 Gy 时改为双侧水平野以避开颈髓，包括喉、气管上部，加量至总量 65～70 Gy。

4.5.3 放疗剂量

4.5.3.1 根治性放疗：原发灶 ≥ 70 Gy，阳性淋巴结区域 ≥ 60 Gy，预防区域 ≥ 50 Gy。

4.5.3.2 术前放疗：原发灶 ≥ 50 Gy，阳性淋巴结区域 ≥ 60 Gy，预防区域 ≥ 50 Gy。

4.5.3.3 术后放疗：原发病灶区 ≥ 50 Gy，残留病灶可加量至 60～70 Gy，预防区域 ≥ 50 Gy。

4.6 其他治疗方式的内容

4.6.1 手术与放疗结合
见图 4-3。

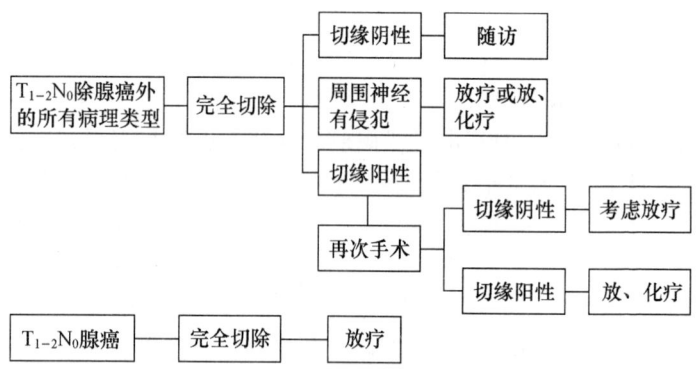

图 4-3 鼻腔筛窦癌综合治疗原则

4.6.2 化疗方案
同鼻腔筛窦癌。

4.6.3 支持治疗
4.6.3.1 解除气管梗阻的治疗：气管切开、气管插管、给予呼吸机。
4.6.3.2 营养支持：鼻饲、胃造瘘。
4.6.3.3 止痛治疗：放疗或止痛药。
4.6.3.4 喉部肿瘤止血：放疗、姑息手术或内镜下止血。

4.7 治疗过程中的评估
同鼻腔筛窦癌。

4.8 随访内容（检查的主要手段及时间）

4.8.1 随访时间安排

治疗结束后：第一年：1次/(2～3个月)。

第二年：1次/(3～4个月)。

第三年：1次/(4～5个月)。

第四年：1次/(5～6个月)。

第五年及以后：1次/年。

4.8.2 随访内容

治疗结束后应交代患者定期到医院随访检查，重点检查原发灶及颈部等治疗区，并配合CT或MRI扫描，对比治疗前改变。行颈部彩超检查了解有无残余淋巴结。胸、肝及骨X线摄片，以及超声或骨ECT扫描有助于全身状况的随访观察。

4.8.3 发音功能评价

Ⅰ级：讲话清，音量大，音质好，相距5米能对话。

Ⅱ级：讲话清，音量略小，音质满意，相距3米能对话。

Ⅲ级：声音嘶哑，音量小，相距0.5米能对话。

Ⅳ级：不能发音。

参考文献

[1] NCCN guideline (v.2.2008): head and neck cancer.

[2] 殷蔚伯,谷铣之. 肿瘤放射治疗学. 第3版. 北京：中国协和医科大学出版社, 2002.

[3] 崔念基,卢泰祥,邓小武,等. 实用临床肿瘤放射肿瘤学. 广州：中山大学出版社, 2005.

[4] Chao KSC, Apisarnthanaraxs, Ozyigit G. Practical Essentials of Intensity Modulated Radiation Therapy. New York: Lippincott Williams &

Wilkins,2006.
[5] Ang KK. Radiotherapy for head and neck cancer. 2006, 6 edtion.
[6] 罗京伟,徐国镇,高黎. 头颈部肿瘤放射治疗图谱. 北京：人民卫生出版社,2005.
[7] 李树玲主编. 新编头颈肿瘤学. 北京：科学技术文献出版社,2002. 655-686.
[8] 汤钊猷,现代肿瘤学. 上海：复旦大学出版社,2003. 985-1010.

5. 上颌窦癌的放射治疗

5.1 治疗前检查

5.1.1 必做检查
5.1.1.1 三大常规：血常规、尿常规、大便常规。
5.1.1.2 血清学检查：肝功能、肾功能、电解质、乙肝五项、HIV-Ab、梅毒血清学。
5.1.1.3 影像学检查：胸部 X 线片、头颈部 CT/MRI（如Ⅵ区或锁骨上淋巴结转移加做胸部影像学检查）、腹部 B 超、骨 ECT。
5.1.1.4 病理检查：做活检以明确诊断。
5.1.1.5 其他检查：心电图。

5.1.2 备选检查
PET/CT、胸腹部 CT、脑 MRI。

5.2 病理

鳞癌、未分化癌、腺癌、黏液上皮癌、圆柱细胞癌、淋巴上皮癌、乳头状癌等。

5.3 临床分期（UICC/AJCC，2002）

TNM 的定义
原发病灶（T）
T_X：不能确定原发灶大小。
T_0：无原发灶。
T_{is}：原位癌。

T_1：肿瘤局限于窦内黏膜，不伴有骨侵犯或骨破坏。

T_2：肿瘤伴有上颌窦下部结构骨侵犯或骨破坏，包含硬腭和/或中鼻道。

T_3：肿瘤侵犯以下任何部位：面颊皮肤、上颌窦后壁、眶底或眶中壁、前筛窦。

T_4：肿瘤侵犯眶内容物和/或以下结构任何一个部位：筛板、后筛窦或蝶窦、鼻咽部、软腭、上颌翼突或颞窝、颅底。

区域淋巴结（N）

N_x：淋巴结情况不能评价。

N_0：无区域性淋巴结转移。

N_1：同侧单个淋巴结转移，最大直径≤3 cm。

N_{2a}：同侧单个淋巴结转移，最大直径>3 cm，但≤6 cm。

N_b：同侧多个淋巴结转移，最大直径≤6 cm。

N_c：双侧或对侧淋巴结转移，最大直径≤6 cm。

远处转移（M）

M_x：有无远处转移不能确定。

M_0：无远处转移。

M_1：有远处转移。

临床分期

0 期： $T_{is}N_0M_0$

Ⅰ期： $T_1N_0M_0$

Ⅱ期： $T_2N_0M_0$

Ⅲ期： $T_3N_0M_0$

$T_{1\sim 3}N_1M_0$

Ⅳ期： $T_4N_0M_0$

$T_{1\sim 4}N_{2\sim 3}M_0$

$T_{1\sim 4}N_{0\sim 3}M_1$

Ⅳa期： $T_{4a}N_{0\sim 2}M_0$

任何 TN_2M_0

Ⅳb期：任何 TN$_3$M$_0$

　　　　T$_{4b}$任何 NM$_0$

Ⅳc期：任何 T 任何 NM$_1$

5.4　治疗方案

5.4.1　治疗原则

5.4.1.1　早期上颌窦癌：单纯手术切除。

5.4.1.2　中、晚期患者首选术前放射治疗＋手术的综合治疗方法。若病理类型属分化差的鳞癌、病期过晚、患者拒绝手术治疗，或患者高龄且伴有其他不宜手术的疾患时，可行姑息性放疗。

　　早期上颌窦癌的治疗原则同鼻腔筛窦癌综合治疗原则见图3－2。晚期上颌窦癌治疗原则见5－1。

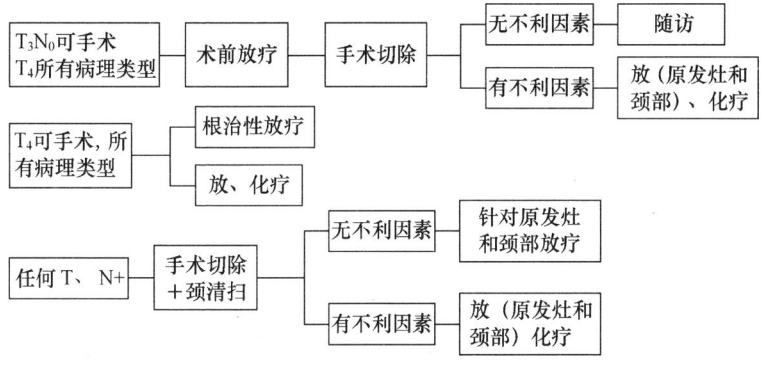

图 5－1　晚期上颌窦癌治疗原则

5.5　放疗计划设计

5.5.1　照射体位及固定

上颌窦照射体位应根据患者的肿瘤情况进行，若肿瘤未侵犯眼眶，患者仰卧时下颌应上仰，充分包括上颌窦的顶壁（眼眶底壁），同时又可避开眼球的照射，但此法脑干照射范围较大；若眼眶也受侵犯，仰卧时下颌可适当内收，以减少脑干的照射。

5.5.2 照射野设计

5.5.2.1 常规二维放疗

局部设野为主。照射方式采用双侧对穿野，若为 N_0，一般不行颈淋巴结预防，若为 N+，需行锁骨上前分割野照射。

上颌窦病变局限为一侧，未侵犯鼻腔、筛窦时可用面前及方形野：面前野上界平眶下，下界平上牙齿下缘，内界为鼻正中或健侧鼻翼缘，外界平外眦垂线；侧野前界距前界外界 0.5～1.0 cm，后界在外耳孔前 2～3 cm，上界沿前颅窝水平，下界同前野。

肿瘤侵犯上颌窦内外壁及眼眶、鼻腔、筛窦时，面前及面侧方形野移至眉弓水平，其他界同上。而肿瘤侵犯内壁而眶底未受侵犯时，照射野包括筛窦及对侧鼻腔。此外，上颌窦后壁及颅底受侵时，可用两野补充后壁剂量及设计颅底野补充颅底剂量。

5.5.2.2 CT-Sim/3DCRT/IMRT 技术

$GTV_{T/N}$：上颌窦肿瘤的临床病灶，即经临床及影像学检查能见到的肿瘤形状、大小所确定的范围。

CTV_T：根据上颌窦肿瘤原发灶大小可能侵犯的区域如眼眶底、外侧壁、内侧壁、患侧硬腭、部分筛窦、翼窝、颞下窝、筛状板、蝶窦及咽后淋巴结等。

CTV_N：$T_{1\sim2}N_0$，不推荐颈部预防照射；$T_{3\sim4}$ 或任何 T、N+ 建议行颈部照射。

5.5.3 放疗剂量

5.5.3.1 根治性放疗：原发灶≥66 Gy，阳性淋巴结区域≥60 Gy，预防区域≥50 Gy。

5.5.3.2 术后放疗：原发病灶区≥60 Gy，残留病灶可加量至 60～70 Gy，预防区域≥50 Gy。

5.6 其他治疗方式

5.6.1 手术

放射治疗与手术综合的治疗模式已成为治疗上颌窦癌的首选。早期的病例首选手术治疗,当切缘阳性或肿瘤有残余时,考虑行术后放疗,中晚期病例单纯手术疗效差,应考虑综合治疗,即术前放疗+手术,或手术+术后放疗,对 T_4 的病例,尤其当颅底、鼻咽、翼板、蝶窦等受累时,手术有困难,只能使用单纯放疗或放化综合治疗;对确诊时已经有颈部淋巴结转移、病理提示分化程度很差或 $T_{3\sim4}$ 的患者,可行颈部放疗;对颈部无淋巴结转移者,不主张采用颈部预防性放疗。

5.6.2 化疗

同鼻腔筛窦癌。

5.7 治疗过程中的评估

同鼻腔筛窦癌。

5.8 随访要求

同鼻腔筛窦癌。

参考文献

[1] NCCN guideline (v.2.2008): head and neck cancer.
[2] 殷蔚伯,谷铣之. 肿瘤放射治疗学. 第3版. 北京:中国协和医科大学出版社,2002.
[3] 崔念基,卢泰祥,邓小武,等. 实用临床肿瘤放射肿瘤学. 广州:中山大学出版社,2005.
[4] Chao KSC, Apisarnthanaraxs, Ozyigit G. Practical Essentials of Intensity Modulated Radiation Therapy. New York: Lippincott Williams & Wilkins, 2006.

[5] Ang KK. Radiotherapy for head and neck cancer. 2006, 6 edtion.
[6] 罗京伟，徐国镇，高黎. 头颈部肿瘤放射治疗图谱. 北京：人民卫生出版社，2005.
[7] 李树玲主编. 新编头颈肿瘤学. 北京：科学技术文献出版社，2002. 655-686.
[8] 汤钊猷，现代肿瘤学. 上海：复旦大学出版社，2003. 985-1010.

6. 原发性支气管肺癌的放射治疗

6.1 检查项目

6.1.1 必做检查

6.1.1.1 三大常规：血常规、尿常规、大便常规。

6.1.1.2 血清学检查：肝功能、肾功能、电解质、乙肝五项、HIV-Ab、梅毒血清学。

6.1.1.3 影像学检查：胸部 X 线片、胸部和上腹部 CT、腹部 B 超、脑 MRI、骨 ECT。

6.1.1.4 病理检查：痰细胞学检查（≥3 次）、纤维支气管镜检查并取活检。

6.1.1.5 其他检查：心电图、肺功能、肿瘤标记物检查。

6.1.2 备选检查

6.1.2.1 病理未明确：经以上检查未能取得病理者可选择经皮肺穿刺、浅表淋巴结穿刺、胸腔积液细胞学、纵隔镜或胸腔镜检查，必要时结合免疫病理学检查和/或电镜检查。

6.1.2.2 骨髓检查：小细胞肺癌外周血象异常考虑行骨髓穿刺检查。

6.1.2.3 其他影像学检查：PET/CT、脊髓 MRI、其他部位 CT 或 MRI。

6.2 病理

主要的病理类型包括鳞癌、腺癌、鳞腺癌、大细胞癌和小细胞未分化癌。小细胞肺癌的生物学行为明显异于非小细胞肺癌。

6.3 临床分期

6.3.1 非小细胞肺癌 TNM 分期 (UICC, 2002)

TNM 的定义

原发肿瘤（T）

T_1：肿瘤最大径≤3 cm，周围为肺或脏层胸膜所包绕，镜下肿瘤没有累及叶支气管以上[a]（即没有累及主支气管）。

T_2：肿瘤符合以下任何一项：

① 肿瘤最大径>3 cm；累及主支气管，但距隆突≥2 cm；累及脏层胸膜；

② 扩展到肺门的肺不张或阻塞性肺炎，但未累及全肺。

T_3：任何大小的肿瘤直接侵犯下述结构之一者：胸壁（包括上沟瘤）、膈肌、纵隔胸膜、心包、肿瘤位于距隆突 2 cm 以内的主支气管但未累及隆突、全肺的不张或阻塞性炎症。

T_4：任何大小的肿瘤直接侵犯下述结构之一：纵隔、心脏、大血管、气管、食管、椎体、隆突，或产生恶性胸腔积液或恶性心包积液[b]，或原发肿瘤同一叶内出现单个或多个卫星结节。

区域淋巴结（N）

N_0：没有区域淋巴结转移。

N_1：转移至同侧支气管周围淋巴结和/或同侧肺门淋巴结（包括肺内淋巴结）。

N_2：转移至同侧纵隔和/或隆突下淋巴结。

N_3：转移至对侧纵隔、对侧肺门淋巴结、同侧或对侧斜角肌或锁骨上淋巴结。

远处转移（M）

M_0：没有远处转移。

M_1：有远处转移[c]。

说明：

a：任何大小的非常见浅表肿瘤，只要限于支气管，即使累及主支气管，也定义为 T_1。

b：大部分肺癌患者的胸腔积液是由肿瘤引起的，但如果多次胸腔积液细胞学检查均未能找到癌细胞，胸腔积液又是非血性和非渗出性的，临床判断该胸腔积液与肿瘤无关，不影响分期。

c：同侧非原发肿瘤所在叶的肺叶出现转移结节定义为 M_1。

临床分期

分期 TNM

Ⅰ： ⅠA： $T_1 N_0 M_0$
　　ⅠB： $T_2 N_0 M_0$

Ⅱ： ⅡA： $T_1 N_1 M_0$
　　ⅡB： $T_2 N_1 M_0$
　　　　 $T_3 N_0 M_0$

Ⅲ： ⅢA： $T_3 N_1 M_0$
　　　　 $T_{1-3} N_2 M_0$
　　ⅢB： $T_4 N_{0-2} M_0$
　　　　 $T_{1-4} N_3 M_0$

Ⅳ：任何 T、N， M_1

6.3.2 小细胞肺癌临床分期（美国退伍军人医院，1973）

6.3.2.1 局限期：肿瘤限于一侧胸腔内及其引流的区域淋巴结，包括双侧肺门淋巴结、双侧纵隔淋巴结、双侧锁骨上淋巴结。同侧胸腔积液（不论细胞学是否阳性）、左侧喉返神经受累、上腔静脉压迫综合征也列为局限期。局限期也可以简单地理解为肿瘤局限于一个可接受的放射野所能包括的范围。

6.3.2.2 广泛期：肿瘤超出上述范围，不能为一个放射野所包括。心包受累、双侧肺间质受累属于广泛期。

注：由于以上分期方法比较笼统，为了适应目前小细胞肺癌治疗的要求，在局限期或广泛期的基础上，还应明确 TNM 分期（同非小细胞肺癌）。

6.4 综合治疗原则

6.4.1 非小细胞肺癌

6.4.1.1 外科治疗

（1）手术指征：外科手术是Ⅰ～Ⅱ期患者的主要治疗手段。ⅢB期和Ⅳ期通常不考虑手术。ⅢA期常需多学科综合治疗。

（2）术后治疗：术后评价应包括切除的原发灶和淋巴结的完整病理诊断。对术后证实纵隔淋巴结阳性、切缘阴性，首选术后放疗并联合辅助化疗；切缘阳性者推荐术后放、化疗；切缘较少或纵隔淋巴结阳性者建议术后放疗并联合辅助化疗；考虑到目前纵隔淋巴结清扫术的现状，淋巴结清扫不满意者应行术后放、化疗；术中肉眼残留和术后影像学显示肿瘤残留者，同未手术患者的处理。

（3）术前治疗：肺尖癌伴Pancoast综合征者术前应常规行同期放化疗。

6.4.1.2 放射治疗

（1）根治性放疗：因内科情况不能耐受手术或者拒绝手术的Ⅰ～Ⅱ期患者行单纯放疗，对N_0且最大直径小于5 cm的周围型病变可考虑立体定向放疗（SBRT）；ⅢA（N_2）不宜手术和ⅢB期的有利型患者（一般情况较好，没有明显体重下降）的标准治疗是同期放、化疗，可辅以2～3个疗程巩固化疗。

（2）辅助性放疗（见6.4.1.1）。

（3）姑息性放疗：用于缓解晚期患者因脑转移、骨转移、脊髓压迫、气道和上腔静脉压迫导致的症状，控制因肿瘤浸润导致的出血、疼痛以及阻塞性炎症。放疗剂量和分割方式根据放疗部位和姑息程度个体化选择。

6.4.1.3 化学治疗

（1）ⅠB期以后患者的术后化疗以及与放疗同期应用的化疗可提高生存率。

(2) 卡氏评分≥60 的Ⅳ期患者，化疗可延长生存期。

6.4.2 小细胞肺癌

6.4.2.1 初始治疗：治疗策略基于分期和病变范围而定。

（1）局限期：在化疗基础上辅以放疗，同期放、化疗值得提倡。

（2）广泛期：在化疗的基础上辅以姑息性放疗。

6.4.2.2 治疗评价和后续治疗

（1）治疗达完全缓解或接近完全缓解者，给予脑预防性照射。

（2）治疗后肿瘤进展或明显残留者，给予支持治疗和其他辅助治疗。

（3）治疗后复发者的再次治疗依据复发时间而定，治疗后无瘤生存时间超过 3 个月者，使用初次治疗的化疗方案仍可有较高的缓解率；治疗后短期内复发者必须使用二线方案治疗。

6.5 放射治疗计划设计

6.5.1 体位固定

真空袋或体膜固定下颌、胸部和上腹部。

6.5.2 放疗计划的靶区定义

包括原发灶、阳性淋巴结、亚临床病灶及计划靶区。

6.5.2.1 原发灶（GTV_T）：包括影像学可见的原发肿瘤体积。

6.5.2.2 阳性淋巴结（GTV_N）：包括影像学或病理为阳性的淋巴结：短径≥10 mm；淋巴结坏死或包膜外侵犯；同一结区内≥3 个淋巴结成簇状出现；PET-CT 显像阳性；纵隔镜检查病理为阳性。

6.5.2.3 原发灶的亚临床区域（CTV_T）：GTV_T＋6 mm 或 8 mm（鳞癌 6 mm，腺癌、小细胞癌及其他病理类型 8 mm）；对无明显证据显示有纵隔、胸壁、心脏以及相邻肺叶侵犯等证据者均以此为边界修回。

6.5.2.4 淋巴结的亚临床区域（CTV_N）：包括阳性淋巴结所在区域的引流间隙，无明显证据显示有血管、食管等周围正常组织侵犯者，边界均以引流间隙为外界修回。

6.5.2.5 原发区域的计划靶区（PTV_T）：$CTV_T+10\sim15$ mm（上肺 10 mm，中下肺 15 mm）；主要活动方向为头脚方向，可参照模拟机或 4D-CT 下观察呼吸幅度个体化确定；前后以及侧向 PTV_T 外扩 10 mm。

6.5.2.6 淋巴结区域的计划靶区（PTV_N）：$CTV_N+5\sim8$ mm，包括大血管搏动、呼吸运动以及摆位误差；对接近肺门或肺门的淋巴结，头脚方向活动相对较大，可参照 PTV_T 外扩。

6.5.3 射野方式及照射剂量

6.5.3.1 尽量采用三维 CT 的定位方式，个体化设计多野照射。

6.5.3.2 照射剂量根据综合治疗模式和敏感器官的受照程度给予，主要参考条件：肺 V20≤30%（特殊情况下最高不得超过35%）、平均肺受照剂量（MLD）≤17 Gy、脊髓最高剂量<50 Gy。

（1）非小细胞肺癌

a. 单纯放疗和放、化疗综合治疗

期别	治疗目的/方法	靶区名称	单次剂量	总剂量/次数
$T_{1-2}N_0$	根治性/常规分割放疗	GTV_T	2 Gy	≥70 Gy/35 Fx
	根治性/立体定向放疗	GTV_T	15 Gy	45 Gy/3 Fx
		GTV_T	12 Gy	48 Gy/4 Fx
		GTV_T	10 Gy	50 Gy/5 Fx
		GTV_T	7.5 Gy	60 Gy/8 Fx
$T_{1-4}N_{1-3}$	根治性/常规分割放疗	GTV_T	2 Gy	≥60 Gy/30 Fx
		CTV_T	2 Gy	40～50 Gy/20～25 Fx
		GTV_N	2 Gy	≥60 Gy/30 Fx
		CTV_N	2 Gy	40～50 Gy/20～25 Fx
	姑息性/常规分割放疗	GTV_T	2 Gy	尽量 60 Gy/30 Fx
		CTV_T	2 Gy	40～50 Gy/20～25 Fx
		GTV_N	2 Gy	尽量 60 Gy/30 Fx
		CTV_N	2 Gy	40～50 Gy/20～25 Fx

b. 放疗联合手术综合治疗

治疗模式		单次剂量	总剂量/次数
术前放疗		2 Gy	45～50 Gy/20～25 Fx
术后放疗	切缘阴性	2 Gy	50 Gy/25 Fx
	LN包膜外侵犯	2 Gy	54～60 Gy/27～30 Fx
	镜下切缘阳性	2 Gy	60～66 Gy/30～33 Fx
	肉眼残留	2 Gy	高至 70 Gy/35 Fx

（2）小细胞肺癌

	靶区名称	单次剂量	用法	总剂量/次数
局限期	GTV	1.5 Gy	2次/天，间隔>6 h	45 Gy/30 Fx
		1.8～2 Gy	1次/天	60～70 Gy/30～35 Fx
PCI	全脑	2 Gy	1次/天	30 Gy/15 Fx
		2 Gy	1次/天	36 Gy/18 Fx
		2.5 Gy	1次/天	25 Gy/10 Fx

6.5.4 关于放射治疗的几点建议

（参考 NCCN V.2.2009，网址：http://www.nccn.org/professionals/physician_gls/PDF/nscl.pdf）

6.5.4.1 放疗与第一或第二周期化疗一起开始。

6.5.4.2 勾画靶区需参照化疗前 CT，原淋巴结阳性化疗后缩小或消失者仍需包括在照射野内。

6.5.4.3 对一般情况比较好者，宜采用同期放、化疗。

6.5.4.4 有条件的话，尽量采用 3D-CRT 技术。

6.5.4.5 预防性全脑放疗推荐 25 Gy/10 Fx，每天 1 次。

6.6 疗效评价

6.6.1 治疗中

6.6.1.1 合并肺炎、肺不张：放疗 2 周及 2 周后每周复查胸片,如肺炎、肺不张缓解,肿瘤位置改变者,须予以重新定位设计,并与原计划进行图像融合。

6.6.1.2 无肺炎、肺不张:放疗2周、4周,放疗结束后复查胸片,评价治疗反应,如肿瘤增大或有新发病灶者,须及时改变治疗策略。

6.6.2 治疗后

放疗后1个月、3个月行胸部CT检查评价治疗效果和肺的急性反应情况。

6.6.3 评估标准

6.6.3.1 治疗毒性评价:CTC 3.0(Common Terminology Criteria for Adverse Events v 3.0)。

6.6.3.2 肿瘤疗效评价:RECIST(Response Evaluation Criteria in Solid Tumors)。

6.7 随访内容

放疗结束后1个月、3个月、6个月及以后每半年复查胸部CT进行评价;治疗结束后1个月、6个月及以后每半年复查骨ECT、腹部B超、头颅CT或MRI进行评价。

参考文献

[1] Scott WJ, Howington J, Feigenberg S, et al. Treatment of non-small cell lung cancer stage I and stage II: ACCP evidence-based clinical practice guidelines (2nd edition). Chest., 2007, 132 (3 Suppl): 234S - 242S.

[2] Martini N, Flehinger BJ. The role of surgery in N_2 lung cancer. Surg Clin North Am, 1987, 67 (5): 1037 - 1049.

[3] Rusch VW, Giroux DJ, Kraut MJ, et al. Induction chemoradiation and surgical resection for superior sulcus non-small-cell lung carcinomas: long-term results of Southwest Oncology Group Trial 9416 (Intergroup Trial 0160). J Clin Oncol, 2007, 25 (3): 313 - 318.

[4] Chen M, Hayman JA, Ten Haken RK, et al. Long-term results of high-dose conformal radiotherapy for patients with medically inoperable T_{1-3} N_0 non-small-cell lung cancer: is low incidence of regional failure due to incidental nodal irradiation? Int J Radiat Oncol Biol Phys, 2006, 64 (1): 120-126.

[5] Onishi H, Araki T, Shirato H, et al. Stereotactic hypofractionated high-dose irradiation for stage I nonsmall cell lung carcinoma: clinical outcomes in 245 subjects in a Japanese multiinstitutional study. Cancer, 2004, 101 (7): 1623-1631.

[6] Curran WJ, Scott CB, Langer CJ, et al. Long-term benefit is observed in a phase III comparison of sequential vs concurrent chemoradiation for patients with unresected stage III NSCLC: RTOG 9410. J Clin Oncol (Meeting Abstracts), 2003, 22: 621 (abstr 2499).

[7] Pisters KM, Evans WK, Azzoli CG, et al. Cancer Care Ontario; American Society of Clinical Oncology. Cancer Care Ontario and American Society of Clinical Oncology adjuvant chemotherapy and adjuvant radiation therapy for stages I-IIIA resectable non small-cell lung cancer guideline. J Clin Oncol, 2007, 25 (34): 5506-5518. Epub 2007 Oct. 22.

[8] Souquet PJ, Chauvin F, Boissel JP, et al. Polychemotherapy in advanced non small cell lung cancer: a meta-analysis. Lancet, 1993, 342 (8862): 19-21.

[9] Murray N, Coy P, Pater JL, et al. Importance of timing for thoracic irradiation in the combined modality treatment of limited stage small cell lung cancer. J Clin Oncol, 1993, 11: 336-344.

[10] Murray N, Livingston RB, Shepherd FA, et al. Randomized study of CODE versus alternating CAV/EP for extensive-stage small-cell lung cancer: an Intergroup Study of the National Cancer Institute of Canada Clinical Trials Group and the Southwest Oncology Group. J Clin Oncol, 1999, 17: 2300-2308.

[11] Jeremic B, Shibamoto Y, Nikolic N, et al. Role of radiation therapy in the combined-modality treatment of patients with extensive disease small-cell lung cancer: a randomized study. J Clin Oncol, 1999, 17

(7): 2092-2099.
[12] Auperin A, Arriagada R, Pignon JP, et al. Prophylactic cranial irradiation for patients with small-cell lung cancer in complete remission. Prophylactic Cranial Radiation Overview Collaborative Group. N Engl J Med, 1999, 341: 476-484.
[13] Giraud P, Antoine M, Larrouy A, et al. Evaluation of microscopic tumor extension in non-small cell lung cancer for three-dimensional conformal radiotherapy planning. Int J Radiat Oncol Biol Phys, 2000, 48: 1015-1024.

7. 食管癌的放射治疗

7.1 治疗前检查

7.1.1 必做检查
7.1.1.1 三大常规：血常规、尿常规、大便常规。
7.1.1.2 血清学检查：肝功能、肾功能、电解质、乙肝五项、HIV-Ab、梅毒血清学。
7.1.1.3 影像学检查：CT（包括锁骨上区、胸部及上腹部）、腹部B超、食管吞钡、食管镜、食管腔内B超、骨ECT。
7.1.1.4 病理检查：食管镜检查并取活检。
7.1.1.5 其他检查：心电图、肺功能、肿瘤标记物检查。

7.1.2 备选检查
颈部CT（颈段食管受侵）、气管镜（胸上段病灶）、PET-CT（特别是术后）、骨ECT、脑MRI。

7.2 病理

7.2.1 鳞癌
高分化、中分化、低分化。

7.2.2 腺癌
高分化、中分化、低分化。

7.2.3 其他
小细胞未分化癌、肉瘤、癌肉瘤。

7.2.4 分期
TNM定义

原发肿瘤（T）

T_X：原发肿瘤不能测定。

T_0：无原发肿瘤的证据。

T_{is}：原位癌。

T_1：肿瘤侵及黏膜固有层或黏膜下层。

T_2：肿瘤侵及肌层。

T_3：肿瘤侵及食管纤维膜。

T_4：肿瘤侵及邻近器官。

区域淋巴结（N）

N_x：区域内淋巴结不能测定。

N_0：无远处转移。

N_1：区域淋巴结转移。

远处转移（M）

M_x：远处转移不能测定。

M_0：无远处转移。

M_1：有远处转移。

胸上段食管癌：

M_{1a}：颈淋巴结转移。

M_{1b}：其他远处转移。

胸中段食管癌：

M_{1a}：没有转移。

M_{1b}：非区域淋巴结发生转移，和/或其他远处转移。

胸下段食管癌：

M_{1a}：腹腔动脉淋巴结转移。

M_{1b}：其他远处转移。

临床分期

0期：$T_{is} N_0 M_0$

Ⅰ期：$T_1 N_0 M_0$

ⅡA期：$T_2 N_0 M_0$；$T_3 N_0 M_0$

ⅡB期：$T_1 N_1 M_0$；$T_2 N_1 M_0$
Ⅲ期：$T_3 N_1 M_0$；T_4任何 N M_0
Ⅳ期：任何 T 任何 N M_1
ⅣA期：任何 T 任何 N M_{1a}
ⅣB期：任何 T 任何 N M_{1b}

7.3 治疗原则

见图 7-1。

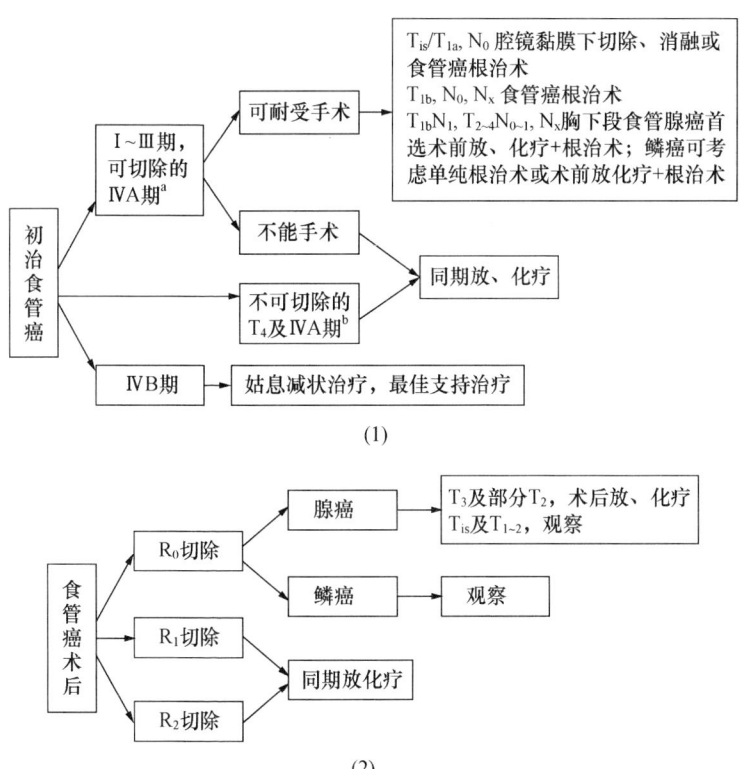

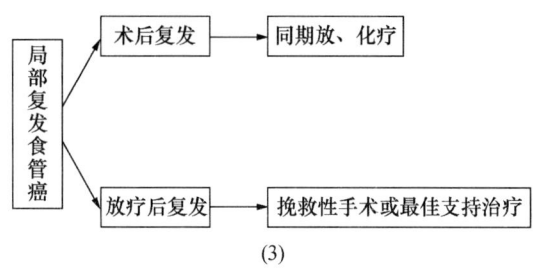

(3)

图 7-1 食管癌治疗流程图（NCCN，2009 年指南）

注：a. 可切除的食管癌变为：① 治疗前分期为 $T_{1\sim3}$，食管肿瘤无或合并局部区域淋巴结转移；② T_4 肿瘤侵犯心包、胸膜或膈肌但可以切除；③ 食管肿瘤位于胸下段，合并可切除的腹腔转移性淋巴结，肿瘤未侵犯腹腔动脉及大血管。

b. 不可切除的病变：① T_4 肿瘤侵犯心脏、大血管、气管、肺、肝、胰腺和脾；② 食管肿瘤位于胸下段，合并不可切除的腹腔淋巴结转移，肿瘤侵犯腹腔动脉、大血管或其他周围器官；③ 合并远处器官转移或非区域淋巴结转移。

7.4 放疗计划设计

7.4.1 放疗计划的靶区定义

7.4.1.1 根治性放疗

GTV_T：影像学所观察到的原发肿瘤。

GTV_N：影像学所观察到的肿大淋巴结（推荐标准：颈部淋巴结短径>10 mm，纵隔气管分叉以上淋巴结短径>5 mm、气管分叉以下淋巴结短径>10 mm、局部多个淋巴结或淋巴结融合、腹部淋巴结短径>10 mm）。

CTV_{46-50}：GTV_T 上下各 3~5 cm 长度的食管、GTV_N 和相应区域淋巴结（颈段食管癌包括双侧颈部、双侧锁骨上区、部分纵隔淋巴结；胸上段食管癌包括双侧锁骨上区、纵隔淋巴结；胸中段食管癌包括纵隔淋巴结；胸下段食管癌包括纵隔及胃左、胃小弯侧淋巴结)。

CTV_{60-64}: GTV_T 上下各 1.5~2 cm 长度的食管和 GTV_N。

PTV: 由 CTV 外扩 0.5~0.8 cm。

7.4.1.2 术前放疗

GTV_T: 影像学所观察到的原发肿瘤。

GTV_N: 影像学所观察到的肿大淋巴结。

CTV_{40-50}: GTV_T 上下各 3~5 cm 长度的食管、GTV_N 和纵隔淋巴引流区（上界不超过锁骨头平面）。

PTV: 由 CTV 外扩 0.5~0.8 cm。

7.4.1.3 术后放疗

GTV_T: 影像学所观察到的原发肿瘤。

GTV_N: 影像学所观察到的肿大淋巴结。

CTV_{46-50}: 双侧锁骨上区、纵隔淋巴引流区和食管瘤床。

CTV_{60-64}: GTV_T 和 GTV_N。

PTV: 由 CTV 外扩 0.5~0.8 cm。

7.4.2 照射野设计

尽量采用 CT 定位或三维适形放疗。

7.4.3 放疗剂量

根治性放疗 60~64 Gy；术前放疗 40~50 Gy；术后放疗 46~64 Gy，根据病灶具体情况进行调整；单纯放疗亦可考虑采用后程加速超分割，照射剂量 36~40 Gy，2 Gy/次，后改为 1.5 Gy/次，每天 2 次，至总量 68~70 Gy。

7.5 其他治疗方式

7.5.1 食管癌同期化疗方案

以铂类或 5-Fu 为基础的化疗方案。

7.5.1.1 DDP+5-Fu: DDP 总量 75~100 mg/m², 5-Fu 总量 2.4~4.0 mg/m²，每 3~4 周 1 次。

7.5.1.2 紫杉醇/多烯紫杉醇＋DDP/CBP：

多烯紫杉醇 50～70 mg/m², 紫杉醇 135～175 mg/m², DDP 总量 80～100 mg/m², CBP AUC＝5～6, 每 3～4 周 1 次; 或多西他赛 20～30 mg/m², 紫杉醇 60～75 mg/m², DDP 20～30 mg/m², CBP AUC＝2, 每周 1 次。

7.5.1.3 术后放化疗

胸下段或胃食管结合部腺癌: 5-Fu/卡培他滨。

7.6 疗效评估

7.6.1 治疗中每周检查血常规

每程化疗前后检查肝、肾功能，放疗每 2 周检查胸片及食管吞钡 X 线。

7.6.2 放疗结束后

4～8 周复查食管吞钡 X 线、胸部 CT、食管内镜/食管内镜超声评价局部肿瘤消退情况，必要时活检，可考虑 PET-CT 检查。

7.7 随访内容

肿瘤完全消退后第一年内每 3 个月复查一次，此后每 6 个月复查一次，每次检查血常规、肝和肾功能、食管吞钡 X 线/食管内镜、胸及腹部 CT，出现骨痛、ALP 或血钙异常升高者考虑全身 ECT 检查排除骨转移。

参考文献

[1] Birkmeyer JD, Siewers AE, Finlayson EVA, et al. Hospital volume and surgical mortality in the United States. N Engl J Med, 2002, 346 (15) 1128-1137.

[2] Swisher SG, Wynn P, Putnam JB, et al. Salvage esophagectomy for re-

current tumors after definitive chemotherapy and radiotherapy. J Thorac Cardiovasc Surg, 2002, 123: 175-183.

[3] Urschel JD, Vasan H. A meta-analysis of randomized controlled trials that compared neoadjuvant chemoradiation and surgery to surgery alone for respectable esophageal cancer. Am J Surg, 2003, 185: 538-543.

[4] Fiorica F, Di Bona D, Schepis F, et al. Preoperative chemoradiotherapy for oesophageal cancer: a systematic review and meta-analysis. Gut, 2004, 53: 925-930.

[5] 刘明,李彩英,万欣,等. 304 例放射治疗为主的食管癌 CT 分期研究. 中华放射肿瘤学杂志, 2004, 13 (1): 18-20.

[6] Xian-shu Gao, Xueying Qiao, Fengpeng Wu, et al. Pathological analysis of clinical target volume margin for radiotherapy in patients with esophageal and gastroesophageal junction carcinoma. Int J. Oncol Biol Phys, 2007, 67 (2): 389-396.

[7] 肖泽芬,杨宗贻,梁军,等. 食管癌根治术后预防放射治疗的临床价值. 中华肿瘤杂志, 2002, 24 (6): 608-611.

[8] 殷蔚伯,余子豪,徐国镇,等主编. 肿瘤放射治疗学,第 4 版. 中国协和医科大学出版社, 2008 年, P855.

[9] Al-Sarraf, K. Martz, A. Herskovic, et al. Progress report of combined chemotherapy versus radiotherapy alone in patients with esophageal cancer: an intergroup study. J Clin Oncol, 1997, 15 (1): 277-284.

[10] Dong W. Kim, Charles D. Blanke, Huiyun Wu, et al. Phase II study of preoperative palitaxel/cisplatin with radiotherapy in locally advanced esophageal cancer. Int J Onclology Biol Phys, 2007, 67 (2): 397-404.

[11] David J. Adelstein, Thomas W. Rice, et al. Does paclitaxel improve the chemoradiotherapy of locoregionally advanced esophageal cancer? A nonrandomized comparison with fluorouracil-based therapy. J Clin Oncol, 2000: 2032-2039.

8. 乳腺癌的放射治疗

8.1 治疗前检查项目

8.1.1 必做检查

8.1.1.1 三大常规：血常规、尿常规、大便常规。

8.1.1.2 血清学检查：肝功能、肾功能、电解质、乙肝五项、碱性磷酸酶、HIV-Ab、梅毒血清学。

8.1.1.3 影像学检查：胸部 X 线片、双侧乳腺钼靶 X 线摄片、乳腺及相应淋巴引流区域 B 超、胸片、腹部 B 超、骨 ECT。

8.1.1.4 病理检查：病理诊断结果、ER、PR 和 HER-2 状态（详见 8.2.1）。

8.1.1.5 其他检查：心电图。

8.1.2 备选检查

8.1.2.1 乳腺 MRI 检查：为乳腺肿瘤的高级影像检查手段，作为钼靶 X 线摄片阴性但临床疑诊为乳腺肿瘤或乳腺致密难以全面评估时的补充影像检查。

8.1.2.2 骨 ECT：临床分期 $T_3N_1M_0$ 以上，以及合并有骨痛或碱性磷酸酶升高患者的备选检查，必要时可考虑进一步的 X 线摄片、MRI 检查。

8.1.2.3 胸/腹部/盆腔 CT，脑 CT/MRI，全身 PET-CT：作为病史、体征或其他检查疑有远处转移患者的备选检查。

8.1.2.4 肿瘤标记物检查：CA15-3、CEA。

8.2 病理

8.2.1 术后病理检查

包括原发病灶大小，术后病理分型及 SBR 分级，有无多中心/多灶性肿瘤，有无皮肤侵犯，有无血管/淋巴管内癌栓，有无广泛导管内癌成分，以及手术切缘情况；腋淋巴结清扫、转移情况及具体数目与比例，有无淋巴结包膜外侵犯；免疫组化 ER、PR 和 HER-2 状态，如免疫组化 HER-2 表达为＋～＋＋时建议做色素原位杂交（CISH）或荧光原位杂交（FISH）定量检测。

8.2.2 WHO 乳腺肿瘤组织学分类（2003）

浸润性导管癌，非特殊型
 混合型癌
 多形性癌
 伴破骨巨细胞的癌
 伴绒癌特征的癌
 伴黑色素瘤特征的癌
浸润性小叶癌
小管癌
浸润性筛状癌
髓样癌
黏液癌和富于黏液的其他肿瘤
 黏液癌
 囊腺癌和柱状细胞黏液癌
 印戒细胞癌
神经内分泌肿瘤
 实性神经内分泌癌
 非典型性癌
 小细胞/燕麦细胞癌

大细胞神经内分泌癌
浸润性乳头状癌
浸润性微乳头状癌
顶泌汗腺癌
化生性癌
 纯上皮化生性癌
 鳞状细胞癌
 腺癌伴梭形细胞化生
 腺鳞癌
 黏液表皮样癌
 上皮/间叶混合性化生性癌
富于脂质癌
分泌型癌
嗜酸细胞癌
腺样囊腺癌
腺泡细胞癌
富于糖原透明细胞癌
皮脂腺癌

炎症型癌
小叶瘤变
小叶原位癌
导管内增生性变
 普通型导管增生
 平坦型上皮非典型增生
 非典型性导管增生
 导管原位癌
微小浸润癌
导管内乳头状肿瘤
 中心型乳头状肿瘤
 外周型乳头状肿瘤
 非典型性乳头状瘤
 导管内乳头状癌
 囊内乳头状癌
良性上皮增生
 腺病及其亚型
  硬化性腺病

大汗腺腺病
盲管腺病
微腺性腺病
腺肌上皮腺病
放射状瘢痕/复杂硬化性病变
腺瘤
 管状腺瘤
 泌乳腺瘤
 多形性腺瘤
 导管腺瘤
乳头部肿瘤
 乳头腺瘤
 汗管腺瘤
 乳头 Paget 病
 男性乳腺癌
  浸润性
  原位性

8.2.3 SBR（Scarff Bloom Richardson）病理分级

Ⅰ级（高分化）3～5分，预后佳；Ⅱ级（中分化）6～7分，预后一般；Ⅲ级（低分化）8～9分，预后差（表8-1）。

表8-1 SBR病理分级

观察指标/评分	1	2	3
腺管排列形成	腺管结构基本接近正常	部分失去正常腺管结构	完全失去腺管正常结构
细胞核异型程度	所有细胞核基本规则	中度异型性	绝大部分胞核失去正常形态
核有丝分裂象	每个视野最多可见1个核分裂象	每个视野最多可见2个核分裂象	每个视野至少可见到3个有丝分裂象

8.2.4 导管内原位癌 Van Nuys 预后指数评分系统

总分 3~4 分为低危复发组，5~7 分为中危复发组，8~9 分为高危复发组（表 8-2）。

表 8-2 导管内原位癌 Van Nuys 预后指数评分系统

评分	肿瘤直径（mm）	手术切缘（mm）	组织学分化
1	≤15	≥10	Ⅰ级，Ⅱ级，无粉刺坏死
2	16~40	1~9	Ⅰ级，Ⅱ级伴粉刺坏死
3	≥40	<1	Ⅲ级伴或不伴粉刺坏死

8.3 临床分期（AJCC-UICC，2002 年第 6 版）

TNM 的定义

原发肿瘤（T）

T_X：原发肿瘤无法确定（例如已切除）。

T_0：无原发肿瘤证据。

T_{is}：原位癌。

T_{is}（DCIS）：导管原位癌。

T_{is}（LCIS）：小叶原位癌。

T_{is}（Paget）：不伴瘤块的乳头 Paget 病[a]。

注：a. 伴有瘤块的 Paget 病根据肿块大小进行分期。

T_1：肿瘤最大直径≤2 cm。

T_{1mic}：微小浸润性癌，最大直径≤0.1 cm。

T_{1a}：最大直径>0.1 cm，≤0.5 cm。

T_{1b}：最大直径>0.5 cm，≤1.0 cm。

T_{1c}：最大直径>1.0 cm，≤2.0 cm。

T_2：最大直径>2.0 cm，≤5.0 cm。

T_3：最大直径>5.0 cm。

T_4：肿瘤不论大小，直接侵犯胸壁或皮肤（胸壁包括肋骨、肋间肌、前锯肌，但不包括胸大、小肌）。

T_{4a}：侵犯胸壁。

T_{4b}：患侧乳房皮肤水肿（包括橘皮样变）、溃疡或卫星状结节。

T_{4c}：T_{4a}和T_{4b}并存。

T_{4d}：炎性乳腺癌。

区域淋巴结（N）

N_X：不能确定是否发生区域淋巴结转移（例如已行手术切除）。

N_0：区域淋巴结无转移。

N_1：同侧腋淋巴结可转移。

N_2：同侧腋淋巴结转移相互融合，或与其他组织固定；或在临床无证据显示腋淋巴结转移的情况下，存在临床明显[b]的胸骨旁内乳淋巴结转移。

  N_{2a}：同侧腋淋巴结相互融合，或与其他组织固定。

  N_{2b}：在临床无证据显示腋淋巴结转移的情况下，存在临床明显[b]的胸骨旁内乳淋巴结转移。

N_3：同侧锁骨下淋巴结转移；或在有临床证据显示腋淋巴结转移的情况下，存在临床明显[b]的胸骨旁内乳淋巴结转移；或同侧锁骨上淋巴结转移，伴或不伴腋淋巴结或胸骨旁内乳淋巴结转移。

  N_{3a}：同侧锁骨下淋巴结转移及腋淋巴结转移。

  N_{3b}：同侧胸骨旁内乳淋巴结及腋淋巴结转移。

  N_{3c}：同侧锁骨上淋巴结转移。

注：b. "临床明显"是指影像学检查发现（但不包括淋巴管闪烁造影）、临床查体或大体病理标本可见。

病理分期（pN）

pNX：无法确定是否发生区域淋巴结转移（如手术未包括该部位、淋巴结已被切除或切除后未做病理检查）。

pN_0：组织学无区域淋巴结转移，未检查是否有孤立的肿瘤细胞（ITC）[c]。

注：c. 孤立肿瘤细胞是指单个癌细胞团或直径不超过 0.2 mm 的小细胞簇，通常只有通过免疫组化（IHC）或分子生物学技术能检测到，有时也可能被 HE 染色证实。孤立肿瘤细胞并不显示恶性行为特征，如增殖或基质反应。

pN_0（i−）：组织学无区域淋巴结转移，免疫组化检测阴性。

pN_0（i+）：组织学无区域淋巴结转移，免疫组化检测阳性，但肿瘤细胞团≤0.2 mm。

pN_0（mol−）：组织学无区域淋巴结转移，分子检测（RT-PCR）[d] 阴性。

pN_0（mol+）：组织学无区域淋巴结转移，分子检测（RT-PCR）阳性。

注：分级要以腋淋巴结解剖为基础，可做也可不做前哨淋巴结切片，如分级仅靠前哨淋巴结切片而无腋淋巴结切片，则用（sn）表示"前哨淋巴结"，如 pN_0（i+）（sn）。

注：d. RT-PCR 指反转录聚合酶链反应。

pN_1mi：微转移灶（最大直径大于 0.2 mm，但不超过 2 mm）。

pN_1：1～3 个同侧腋淋巴结转移，和/或同侧内乳淋巴结通过前哨淋巴结解剖发现显微转移灶，但临床上不明显[e]。

pN_{1a}：1～3 个同侧腋淋巴结转移，要求其中至少有一个的最大直径＞2 mm。

pN_{1b}：同侧内乳淋巴结可通过前哨淋巴结解剖发现显微转移灶，但临床上不明显[e]。

pN_{1c}：1～3 个同侧腋淋巴结转移，且同侧内乳淋巴可通过前哨淋巴结解剖发现显微转移灶，但临床上不明显[e]。

pN_2：4～9 个同侧腋淋巴结转移，或临床上有明显的[f] 同侧内乳淋巴结转移，而腋淋巴结无转移。

pN_{2a}：4～9 个同侧腋淋巴结转移，要求其中至少有一个淋巴结的最大直径＞2 mm。

pN_{2b}：临床上有明显的[f] 同侧内乳淋巴结转移，但腋淋巴结无转移。

注：e. 临床上不明显意指不能通过临床检查和成像研究（淋巴闪烁显像术除外）发现转移灶。

f. 临床上明显意指能通过临床检查和成像研究（淋巴闪烁显像术除外）发现转移灶。

pN_3：10个或更多的同侧腋淋巴结转移；或同侧锁骨下淋巴结转移；或临床上有明显的同侧内乳淋巴结转移且至少有1个腋淋巴结阳性；或超过3个腋淋巴结转移，内乳淋巴结临床上无转移，但有显微转移灶；或同侧锁骨上淋巴结转移。

pN_{3a}：10个或更多的同侧腋淋巴结转移（至少有一个淋巴结直径>2 mm），或锁骨下淋巴结转移。

pN_{3b}：临床上有明显的同侧内乳淋巴结转移且腋淋巴结阳性；或超过3个腋淋巴结转移，内乳淋巴结临床上无转移，但通过前哨淋巴结节解剖却可发现显微转移灶。

pN_{3c}：同侧锁骨上淋巴结转移。

远处转移（M）

Mx：远处转移无法评价。

M_0：无远处转移。

M_1：远处转移。

综合临床分期

0期：$T_{is}N_0M_0$

Ⅰ期：$T_1{}^gN_0M_0$

ⅡA期：$T_0N_1M_0$；$T_1N_1M_0$；$T_2N_0M_0$

ⅡB期：$T_2N_1M_0$；$T_3N_0M_0$

ⅢA期：$T_3N_1M_0$；T_{0-3}，N_2，M_0

ⅢB期：T_4，N_{0-2}，M_0

ⅢC期：任何T，N_3，M_0

Ⅳ期：任何T，任何N，M_1

注：g. T_1包括T_{1mic}。

如术后的影像学检查证实有远处转移,上述分期可以改变,但要求该检查是在疾病没有进展的情况下,确定诊断的 4 个月内进行的检查,并且患者没有接受新辅助治疗。

8.4 综合治疗策略

8.4.1 非浸润性乳腺癌

8.4.1.1 小叶原位癌:首选密切随访,同时服用他莫昔芬等行内分泌性预防治疗 5 年,特殊情况下可行双侧乳房切除术+乳房重建。

8.4.1.2 导管内原位癌:根据复发风险可选择保乳手术+全乳放疗(中危组)、单纯保乳手术(低危组)或全乳切除±乳房重建(高危组),随后 ER/PR 阳性者需要接受他莫昔芬治疗 5 年。

8.4.2 浸润性乳腺癌

8.4.2.1 Ⅰ、ⅡA、ⅡB 和 ⅢA(仅 $T_3N_1M_0$)期乳腺癌:可选择保留乳房手术或改良根治术(其中淋巴结阴性患者可考虑前哨淋巴结活检)±辅助化疗±术后放射治疗±辅助内分泌治疗±辅助生物靶向治疗。其中 ⅡA、ⅡB 与 ⅢA(仅 $T_3N_1M_0$)期有保乳意愿者可行新辅助化疗后再进行后续治疗。

8.4.2.2 ⅢA(不含 $T_3N_1M_0$)、ⅢB 和 ⅢC 期乳腺癌:先行新辅助化疗,未获缓解者还可考虑术前放疗。如降期转化为可手术乳腺癌则可选择行保留乳房手术或改良根治术+术后放疗;如仍不能手术者则进行个体化治疗,包括局部姑息性放射治疗等。之后可行进一步的辅助化疗±辅助内分泌治疗±辅助生物靶向治疗。

8.4.2.3 Ⅳ期和复发转移性乳腺癌:① 保留乳房治疗后乳房内局部复发乳腺癌:乳房切除术+全身治疗;② 改良根治术后局部复发乳腺癌:如有治愈可能者可行手术切除和放疗+全身治

疗，否则需先全身治疗再考虑手术切除和/或放疗；③ 转移性乳腺癌：根据具体情况选择内分泌治疗、化疗和/或生物靶向治疗以及双膦酸盐等全身治疗，之后根据需要考虑局部姑息性放射治疗。

8.5 放射治疗原则

8.5.1 保乳术后放射治疗

包括管内原位癌保乳术后的全乳预防性放射治疗和早期浸润性乳腺癌保乳术后的全乳＋瘤床根治性放射治疗。

8.5.2 乳房切除术后放射治疗

主要是浸润性乳腺癌改良根治术或根治术后的胸壁＋淋巴引流区辅助性放射治疗。

8.5.3 术前放射治疗

仅考虑应用于ⅢA（不含$T_3N_1M_0$）、ⅢB和ⅢC期乳腺癌新辅助化疗后未获缓解的患者。

8.5.4 姑息性放射治疗

包括经术前治疗仍不能手术的局部晚期乳腺癌、改良根治术后局部复发乳腺癌和脑转移、骨转移（主要是合并严重疼痛以及MRI确诊的无症状椎体转移和/或椎管内侵犯压迫脊髓）等远处转移乳腺癌患者的局部姑息性放射治疗。

8.5.5 乳腺癌放射治疗流程图

见图 8-1~8-5。

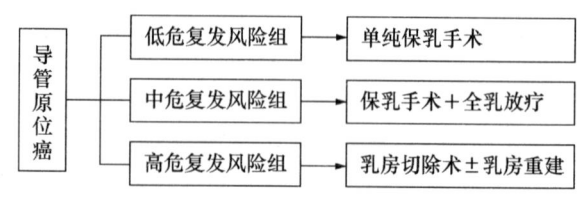

图 8-1 导管原位癌（$T_{is}N_0M_0$，0期）的放射治疗流程图

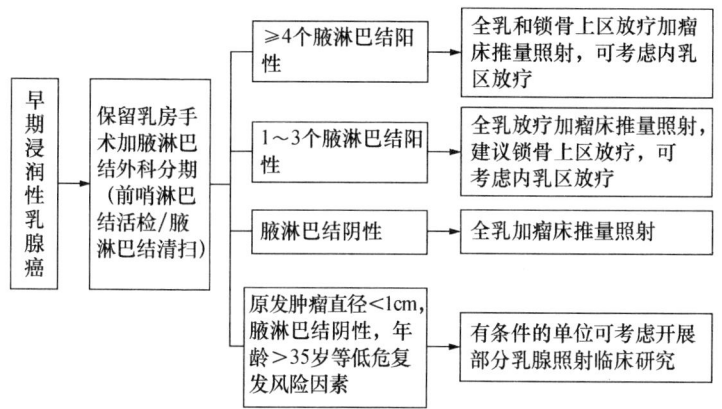

图8-2 早期浸润性乳腺癌（Ⅰ、ⅡA、ⅡB和ⅢA的$T_3N_1M_0$期）保乳术后的放射治疗

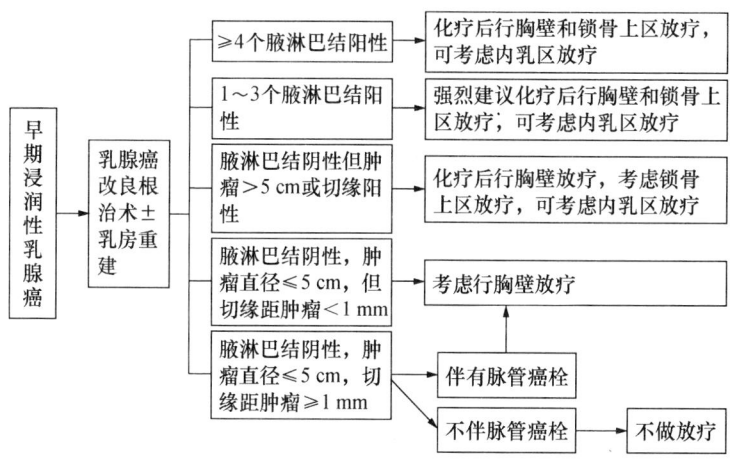

图8-3 早期浸润性乳腺癌（Ⅰ、ⅡA、ⅡB和ⅢA的$T_3N_1M_0$期）改良根治术后的放射治疗

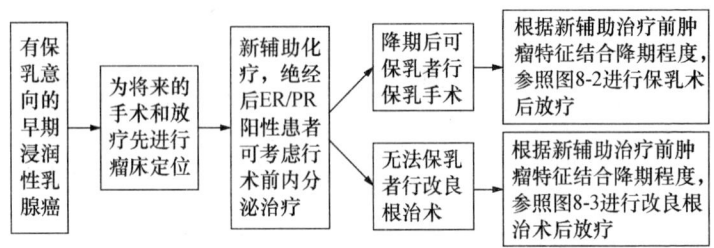

图 8-4 早期浸润性乳腺癌（ⅡA、ⅡB 和 ⅢA 的 $T_3N_1M_0$ 期）新辅助治疗后的放射治疗

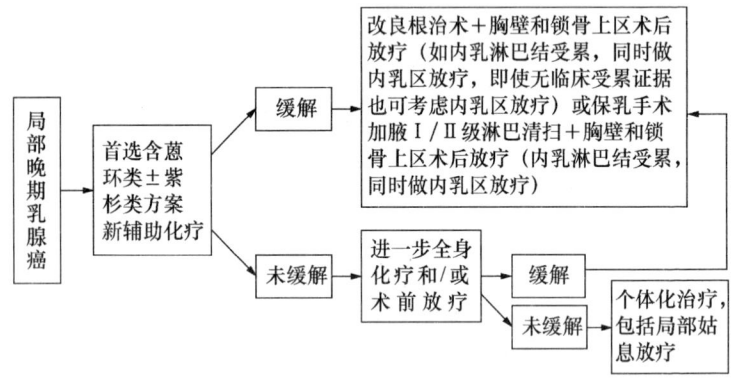

图 8-5 局部晚期乳腺癌（不包括 $T_3N_1M_0$ 的 ⅢA、ⅢB 和 ⅢC 期）的放射治疗

8.6 放射治疗计划

8.6.1 靶区定义

8.6.1.1 GTV：局部晚期不能手术的乳腺癌行高姑息性放疗、术前放疗中影像学可见的乳腺原发病灶（GTV_T）、区域转移淋巴结肿瘤（GTV_N）；以及复发转移性乳腺癌姑息放疗中影像学可见的复发、转移肿瘤（$GTV_{R/M}$）；而保乳手术、改良根治/根治手术后乳腺癌中，原发肿瘤和区域淋巴结已切除，无 GTV。

8.6.1.2 保乳术后放射治疗全乳靶区 $CTV_{T-B}{}^a$：导管内原位癌保乳术后放射治疗全乳靶区仅包括患侧乳房完整的乳腺组织；而早期浸润性癌保乳术后放射治疗全乳靶区包括完整乳房以及腋尾的乳腺组织、瘤床、胸大小肌间 Rotter 淋巴结和乳房下的胸壁淋巴引流区。建议内外界具体按照乳腺腺体实际分布范围确定，并可参照扫描前金属标志和胸骨旁线、腋中线、胸大肌边缘和胸背静脉等解剖标志勾画，注意原发病灶位于边缘的患者应充分包括瘤床；上下界也需按照乳腺腺体实际分布范围确定，可参照第 2～6 前肋范围界限（即锁骨头下 0.5 cm 和乳房皱褶之间）；后界包括胸肌（胸大、小肌间隙 Rotter 淋巴结）和乳房下的胸壁淋巴引流区，前界在皮缘下 5 mm。

8.6.1.3 保乳术后放射治疗瘤床靶区 $CTV_{T-TB}{}^b$：包括手术切除瘤床外扩 10～15 mm（切缘阴性）的乳腺腺体和软组织，切缘阳性者必须适当扩大范围。需参照手术银夹，必要时用 B 超、CT 和 MRI 来辅助确定手术切除瘤床和残腔。

8.6.1.4 锁骨上放射治疗淋巴引流靶区 $CTV_N{}^c$：包括患侧部分胸小肌后和内侧的 Ⅱ、Ⅲ 组腋淋巴结，同侧最上纵隔淋巴结区、锁骨上淋巴结和颈部的 Ⅳ、Ⅴ 组淋巴结区。

8.6.1.5 保乳术后 CTV_{T-B}、CTV_{T-TB} 相应的 PTV_{T-B}、PTV_{T-TB}：一般在内、外界和后界外扩 7 mm，上下界扩 10 mm，前界仍与 CTV 一致（在设野时再考虑充分外扩安全边界）。

8.6.1.6 乳房切除术后放疗胸壁靶区 $PTV_{T-T}{}^d$：包括改良根治/根治术后的手术瘢痕和手术区域胸壁皮肤和皮下组织以及相应外扩的安全边界范围。一般来说，上界在胸骨切迹上缘颈静脉角/锁骨头水平，如有锁骨上野则与其下界在锁骨头下 0.5 cm 衔接；下界在乳房皱褶下 1～2 cm；内界在体中线或胸骨旁线；前界包括全胸壁皮肤，后界在腋中线水平。

注：a-T-B：全乳；b-T-TB：瘤床；c-N：淋巴结；d-T-T：胸壁。

8.6.2 照射野设计原则

8.6.2.1 保乳术后全乳放疗：采用二维或三维设计切线野，也可用正向调强设计切线野子野（野中野）或逆向调强设计多野/弧形照射。

8.6.2.2 保乳术后瘤床放疗：全乳照射后瘤床加量照射可常规采用电子线局部野或小切线野，也可采用三维适形设计多野照射或逆向调强设计全乳＋瘤床同期加量多野照射，或采用近距离技术照射。

8.6.2.3 改良根治术/根治术后胸壁放射治疗：采用二维或三维设计切线野照射，也可用全胸壁电子束单野或弧形照射。

8.6.2.4 区域淋巴结放射治疗：分别采用锁骨上野、内乳野、锁骨上-腋窝联合野和腋后野照射，注意与全乳或胸壁射野的衔接。

8.6.3 放射线、能量的选择和物理优化原则

8.6.3.1 乳房和胸壁切线野照射建议使用 4～6 MV 的 X 线；剂量参考点根据计划优化需要由物理师在乳房后 1/3 处或肺胸壁交界处选取。

8.6.3.2 改良根治术/根治术后胸壁放射治疗，为提高皮肤表面剂量，需根据射线能量使用适当疗程 0.5～1 cm 厚的组织等效填充物（Bolus），术前肿瘤有皮肤侵犯者进一步增加使用 Bolus 时间；保乳术后乳房和瘤床根治性放射治疗则无须加用 Bolus。

8.6.3.3 胸壁电子束照射建议使用 6 MeV 的电子束，治疗参考深度可参照 CT 或 B 超实际测量的皮肤和皮下组织厚度；为提高皮肤表面剂量，照射时也需使用适当疗程 1 cm 厚的 Bolus。

8.6.3.4 瘤床加量照射一般使用 6～12 MeV 的电子束，治疗参考深度及能量参考术前钼靶片及术中银夹实际测量；深度≥4 cm 的患者不宜使用电子束，可选用 4～6 MeV 的 X 线缩小切线野（一般不超过 6 cm×6 cm）照射或多野照射。

8.6.3.5 锁骨上野和内乳野使用 4～8 MV X 线和电子束混合照

射,电子束能量根据治疗参考深度和射野大小选取 9~12 MeV;锁骨上野参考深度一般为皮下 4 cm,内乳野参考深度一般为 2.5~3 cm,建议最好参考患者 CT 实际测量。

8.6.3.6 腋窝照射时剂量计算:腋-锁骨联合野以 4 cm 深度为参考点,照射 50 Gy 后,腋后野参考点按实际体厚取中平面深度(大致相当于腋中群淋巴结的深度),一般为 6~7 cm。

8.6.4 时间剂量分割方案

8.6.4.1 可手术乳腺癌的剂量分割方案(表 8-1)。
8.6.4.2 不可手术局部晚期乳腺癌的剂量分割方案(表 8-1)。

表 8-1 时间剂量分割方案

类型和期别	术式	治疗方式	靶区	单次剂量和分割方案	总剂量/次数/时间
导管原位癌 0 期 ($T_{is}N_0M_0$)	保乳手术	全乳放疗	CTV_{T-B}	1.8~2 Gy,常规分割	45~50 Gy/25 Fx/5 周
浸润性乳腺癌	保乳手术	全乳放疗	CTV_{T-B}	1.8~2 Gy,常规分割	45~50 Gy/25 Fx/5 周
		全乳放疗	CTV_{T-B}	2.66 Gy,每周 3 次	42.5 Gy/16 Fx/5 周
可手术乳腺癌(Ⅰ、ⅡA、ⅡB 和 ⅢA、ⅢB、ⅢC 期)		瘤床推量放疗	CTV_{T-TB}	2 Gy	10~16 Gy/5~8 Fx/1~1.5 周[a]
		部分乳腺照射	CTV_{T-TB}	3.4 Gy/3.85 Gy,每天两次	34~38.5 Gy/10 Fx/1 周
		锁骨上区/内乳区照射	CTV_N	1.8~2 Gy,常规分割	45~50 Gy/25 Fx/5 周
	改良根治术	全胸壁放疗	CTV_{T-T}	1.8~2 Gy,常规分割	45~50 Gy/25 Fx/5 周
		锁骨上区/内乳区照射	CTV_N	1.8~2 Gy,常规分割	45~50 Gy/25 Fx/5 周

续表

类型和期别	术式	治疗方式	靶区	单次剂量和分割方案	总剂量/次数/时间
不可手术乳腺癌（ⅢA、ⅢB、ⅢC期，ⅢA期不包括 $T_3N_1M_0$）		术前放疗	CTV_{T-B}	1.8～2 Gy，常规分割	45～50 Gy/25 Fx/5周
			CTV_N	1.8～2 Gy，常规分割	45～50 Gy/25 Fx/5周
		姑息性放疗	CTV_{T-B}	1.8～2 Gy，常规分割	45～50 Gy/25 Fx/5周
			CTV_N	1.8～2 Gy，常规分割	45～50 Gy/25 Fx/5周
			GTV_T	1.8～2 Gy，常规分割	60～70 Gy/30～35 Fx/6～7周
			GTV_N	1.8～2 Gy，常规分割	60～66 Gy/30～33 Fx/6～6.5周

注：a. 切缘阴性者瘤床推量至 60 Gy，切缘≤2 mm 或阳性残留者则推量至 66 Gy。

8.6.4.3 局部复发乳腺癌的高姑息性放射治疗：既往未做过放疗的胸壁、锁骨上和/或内乳、腋淋巴结复发的患者行全胸壁＋区域淋巴引流区照射 50 Gy/25 Fx，其后手术切除不彻底或不能手术者缩野照射至 60～66 Gy/30～33 Fx；既往已做过胸壁和区域淋巴引流区放疗的复发患者仅考虑行局部小野照射 60～66 Gy/30～33 Fx。

8.6.4.4 远处转移乳腺癌的姑息性放射治疗：骨转移可予处方剂量 30～40 Gy/15～20 Fx，或 30 Gy/10 Fx，局部止痛照射必要时可采用 5 Gy×4 Fx/2 周，或（8～10）Gy×1 Fx；脑转移者行全脑照射 30 Gy/10～15 Fx 后，单发或 2～3 个局限小病灶者可缩野常规分割加照射 15～20 Gy 或 γ/X 刀治疗，多病灶者患者一般情况允许时可全脑常规分割推量照射至 40 Gy。

8.7 疗效评估和随访

8.7.1 随访时间

放射治疗结束后 2 年内每 3 个月复查一次，3~5 年内每 3~6 个月复查一次，以后每 6~12 个月复查一次。

8.7.2 随访项目

美容结果评估、乳腺钼靶 X 摄片、胸片、腹部 B 超、骨 ECT、肿瘤标记物、放射性肺/心脏/皮肤损伤等治疗并发症和生存质量的评估以及内分泌治疗依从性等。

8.7.3 特殊检查项目

8.7.3.1 乳腺钼靶 X 线摄片：每年一次，保乳术后放疗患者每 6~12 个月一次。

8.7.3.2 妇科和子宫 B 超检查：接受他莫昔芬治疗而子宫仍保留患者每 6~12 个月一次。

8.7.3.3 全身骨密度检查：接受芳香化酶抑制剂治疗或治疗后继发卵巢功能减退患者每年一次。

8.7.3.4 病理检查：疑为复发转移的病灶尽量行病理活检和 ER、PR、HER-2 状态检测（尤其是原发病灶为阴性表达患者）。

8.7.3.5 性激素水平监测：绝经前或围绝经期患者使用卵巢抑制药治疗后拟接受芳香化酶抑制药治疗患者每 3~6 个月一次。

8.8 Harris 保乳治疗后美容效果的评估标准

佳：无肉眼可见的治疗后遗症，两侧乳房外形相同。

良：病侧乳腺有轻度色素沉着，局限性毛细血管扩张，手术瘢痕可见。

一般：有明显治疗后遗症，乳腺外形有明显变形，乳头移位，有明显的放射性改变，但还可接受。

差：乳腺有严重回缩或严重的纤维化或毛细血管扩张。

参考文献

[1] Boyages J, Delaney G, Taylor R. Predictors of local recurrence after treatment of ductal carcinoma in situ. A meta-analysis. Cancer, 1999, 85: 616 - 628.

[2] Earnster VL, Barclay J, Kerlikowske K et al. Incidence of and treatment for ductal carcinoma in situ of the breast. JAMA, 1996, 275: 913 - 918.

[3] Marks LB, Hebert ME, Bentel G, et al. To treat or not to treat the internal mammary nodes: a possible compromise. Int J Oncol Biol Phys, 1994, 29: 903 - 909.

[4] Freedman GM, Fowble BL, Nicolaou N, et al. Should internal mammary lymph nodes in breast cancer be a target for the radiation oncologist? Int J Radiat Oncol Biol Phys, 2000, 46 (4): 805 - 814.

[5] Karlsson P, Cole BF, Price KN, et al. The role of the number of uninvolved lymph nodes in predicting locoregional recurrence in breast cancer. J Clin Oncol, 2007, 25 (15): 2019 - 2026.

[6] Overgaard M, Nielsen HM, Overgaard J. Is the benefit of postmastectomy irradiation limited patients with four or more positive nodes, as recommmended in international consensus reports? A subgroup analysis of the DBCG 82b&c randomized trial. Radiother Oncol, 2007, 82: 247 - 253.

[7] van der Hage JA, Putter H, Bonnema J, et al. EORTC Breast Cancer Group. Impact of locoregional treatment on the early-stage breast cancer patients: a retrospective analysis. Eur J Cancer, 2003, 39 (15): 2192 - 2199.

[8] McCormick B, Cascinelli N, Mariani L, et al. Partial-breast radiation for early staged breast cancers: hypothesis, existing data, and a planned phase III trial. J Natl Compr Canc Netw, 2005, 3: 301 - 307.

[9] Rinaa SP, Monica M, Eric PW, et al. Local therapy and survival in breast cancer. N Eng J Med, 2007, 356: 2399 - 2405.

[10] Aksu G, Kucucuk S, Fayda M, et al. The role of postoperative radiotherapy in node negative breast cancer patients with pT3-T4 disease. Eur J Surg Oncol, 2007, 33 (3): 285 - 293.

[11] Recht A, Gray R, Davidson NE, et al. Locoregional failure 10 years af-

ter mastectomy and adjuvant chemotherapy with or without tamoxifen without irradiation: experience of the Eastern Cooperative Oncology Group. J Clin Oncol, 1999, 17: 1689-1700.
[12] Buzdar A, Ibrahim N, Francis D, et al. Significantly higher pathologic complete remission rate after neoadjuvant therapy with trastuzumab, paclitaxel, anf epirubicin chemotherapy: results of a randomized trial. J Clin Oncol, 2005, 23: 3676-3685.
[13] 黄晓波,陈佳艺,蒋国梁,等. 影响乳腺癌调强适形放射治疗全乳临床靶区确定的因素. 癌症, 2006, 25 (7): 855-860.
[14] Daniel ML, Luo WX, Song J, et al. Variability among breast radiation oncologists in delineation of the poastsurgical lumpectomy cacity. Int J Radiat Oncol Biol Phys, 2007, 67 (5): 1299-1308.
[15] 黄晓波,陈佳艺,蒋国梁,等. 乳腺癌全乳切线野照射中靶区移动因素的研究. 中华放射肿瘤学杂志, 2006, 15 (6): 453-456.
[16] Whelan T, Mackenzie r, Julian J, et al. Randomized trial of breast irradiation schedules after lumpectomy for women with lymph node-negative breast cancer. J Natl Cancer Inst, 2002, 94: 1143-1150.

9. 原发性肝癌的放射治疗

9.1 治疗前检查

9.1.1 必做检查

9.1.1.1 三大常规：血常规＋血型、止血＋凝血试验、尿常规、大便常规＋潜血。

9.1.1.2 血清学检查：生化常规、肝炎十项、肝纤维化四项。

9.1.1.3 肿瘤标记物：甲胎蛋白（AFP）。

9.1.1.4 影像学检查：上腹彩色超声和/或超声造影、肝增强CT扫描（双期/三期）。

9.1.1.5 其他：吲哚靛青绿15分钟滞留率（ICGR 15）。

9.1.2 备选检查

食管钡剂造影、分侧肾功能检查、肝 MRI 扫描（平扫＋增强）、PET-CT、ECT、肝动脉造影、HBV-DNA 定量检测（HBsAg 阳性者）、B 超或 CT 引导下肝穿刺活检。

9.2 病理

肝癌的组织学类型包括肝细胞型肝癌、胆管细胞型肝癌和混合型肝癌。可通过手术切除、B 超/CT 引导下肝穿刺活检等方法获取病理诊断。

9.3 临床分期

9.3.1 TNM 分期（UICC 和 AJCC 制定，2002）

原发肿瘤（T）

T_x：原发肿瘤无法评估。

T_0：无原发肿瘤证据。

T_1：单发肿瘤，无血管侵犯。

T_2：单发肿瘤伴血管侵犯；或多发肿瘤，最大径均$\leqslant 5\,cm$。

T_3：多发肿瘤，最大径$>5\,cm$；肿瘤侵犯门静脉或肝静脉主要分支。

T_4：肿瘤直接侵犯胆囊以外的临近器官；肿瘤穿透脏腹膜。

区域淋巴结（N）

N_x：淋巴结转移无法评估。

N_0：无区域淋巴结转移。

N_1：有区域淋巴结转移。

注：区域淋巴结包括肝十二指肠韧带淋巴结、肝门区淋巴结。

远处转移（M）

M_x：远处转移无法评估。

M_0：无远处转移。

M_1：有远处转移。

Ⅰ期：$T_1 N_0 M_0$

Ⅱ期：$T_2 N_0 M_0$

ⅢA期：$T_3 N_0 M_0$

ⅢB期：$T_4 N_0 M_0$

ⅢC期：任何 T $N_1 M_0$

Ⅳ期：任何 T 任何 N M_1

9.3.2 国内临床分期

（中国抗癌协会肝癌专业委员会第八届全国肝癌学术会议，2001年9月，广州）

ⅠA：单个肿瘤直径$\leqslant 3\,cm$，无癌栓、腹腔淋巴结及远处转移；肝功能分级 Child A。

ⅠB：单个或两个肿瘤直径之和$\leqslant 5\,cm$，在半肝，无癌栓、腹腔淋巴结及远处转移；肝功能分级 Child A。

ⅡA：单个或两个肿瘤直径之和≤10 cm，在半肝或两个肿瘤直径之和≤5 cm，在左右两半肝，无癌栓、腹腔淋巴结及远处转移；肝功能分级 Child A。

ⅡB：单个或两个肿瘤直径之和＞10 cm，在半肝或多个肿瘤直径之和＞5 cm，在左右两半肝，无癌栓、腹腔淋巴结及远处转移；肝功能分级 Child A。

或任何肿瘤情况，有门静脉分支、肝静脉或胆管癌栓和/或肝功能分级 Child B。

ⅢA：任何肿瘤情况，有门脉主干或下腔静脉癌栓、腹腔淋巴结或远处转移之一；肝功能分级 Child A 或 B。

ⅢB：任何肿瘤情况、癌栓、转移情况；肝功能分级 Child C。

表 9-1　Child-Pugh 肝功能分级标准（1973）

指标	异常程度记分		
	1 分	2 分	3 分
肝性脑病	无	1～2 度	3～4 度
腹水	无	轻	中度以上
血清胆红素（mg/dl）	1.0～2.0	2.1～3.0	＞3
*原发性胆汁性肝硬化	1.0～4.0	4.1～10.0	＞10
血清白蛋白（g/L）	≥35	28.0～34.9	＜28
凝血酶原时间延长（s）	1.0～4.0	4.0～6.1	＞6

A 级：5～6 分，B 级：7～9 分，C 级：10～15 分。

9.4　治疗方案流程图

见图 9-1～9-2。

9. 原发性肝癌的放射治疗

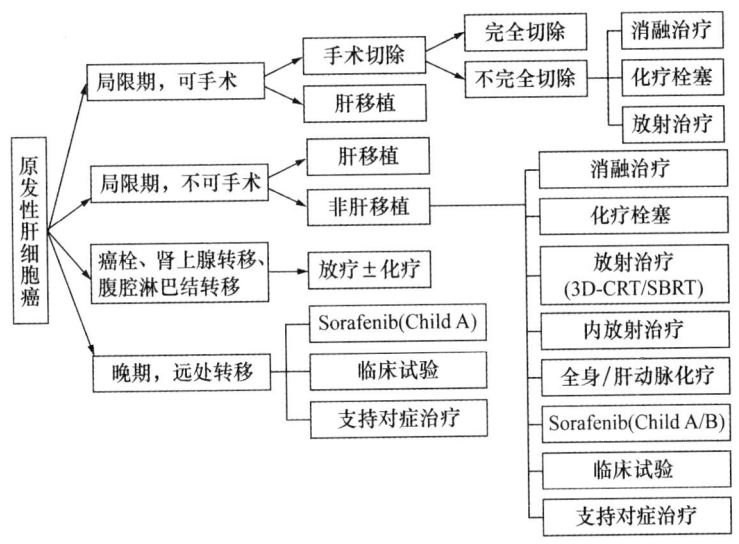

图9-1 肝细胞癌治疗流程图

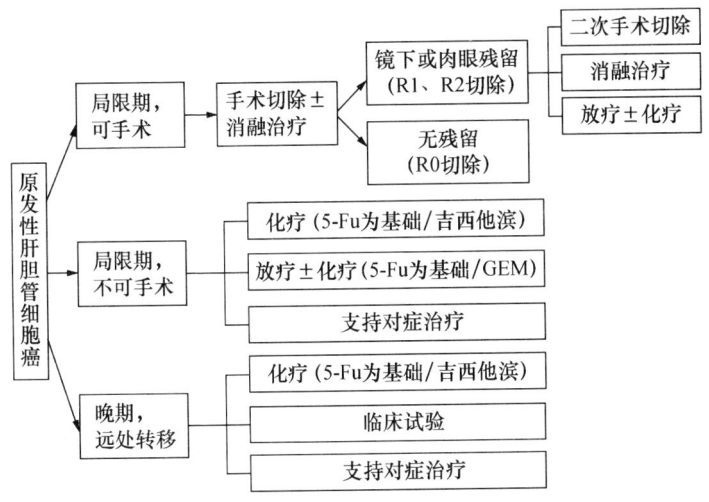

图9-2 肝胆管细胞癌治疗流程图

9.5 放疗计划设计

9.5.1 放疗计划的靶区定义

GTV：影像学所观察到的肝肿瘤。

CTV：包括 GTV 和亚临床灶，定义为 GTV 各方向外扩 1～2 cm，但不超出肝边缘。对于肝细胞癌，若无区域淋巴结转移，CTV 不需包括淋巴引流区；对于肝胆管细胞癌，若肝内病灶较局限，可考虑包括肝门区域淋巴结在 CTV 内。

PTV：由 CTV 外扩常规的安全边界得到。安全边界定义为 X 轴（左右方向）、Y 轴（腹背方向）分别外扩 0.7～1.2 cm，Z 轴（头脚方向）根据患者在 X 线透视下或 4D-CT 中观察到的膈肌移动度及摆位误差个体化外扩 1.0～2.5 cm。若配合使用呼吸门控设备，可适当缩小 PTV。

9.5.2 照射野设计（三维适形计划设计）

9.5.2.1 放射源：直线加速器 6～15MV X 线。

9.5.2.2 射野方式：在 3D-TPS 工作站中三维共面或非共面射野，多野照射。

9.5.2.3 计划评价：剂量参考点定义为靶区中心点，90% 的等剂量曲线完全覆盖 PTV，95% 的等剂量曲线覆盖 ≥95%PTV。通过剂量体积直方图（DVH）、各断层剂量分布、Lyman-NTCP 模型等评估、优化放疗计划。

9.5.3 照射剂量及方式

9.5.3.1 根治性放疗

（1）常规分割：总剂量 50～60 Gy，2 Gy/次，每日 1 次，每周 5 天。

（2）低分割：总剂量 40～50 Gy，3～4 Gy/次，隔日 1 次，每周 3 天。

9.5.3.2 姑息性放疗

常规分割：总剂量 40～54 Gy，2 Gy/次，每日 1 次，每周 5 天。根据患者情况考虑选择低分割或其他放疗。

9.5.3.3 辅助性放疗

常规分割：总剂量 45～54 Gy，2 Gy/次，每日 1 次，每周 5 天。

9.5.4 危及器官及耐受剂量

9.5.4.1 肝：正常肝≥30 Gy 的受照体积百分比（V30）≤50%，正常肝平均剂量（MDTNL）≤31 Gy。

注：该剂量限制仅作为肝储备功能良好且肝功能 Child A 级肝癌的参考，具体剂量应根据个体情况作相应调整；正常肝定义为全肝减去 GTV 的体积。

9.5.4.2 肾：若一侧肾平均剂量＞20 Gy，则 90% 对侧肾体积的受照剂量＜18 Gy。

9.5.4.3 十二指肠：≤54 Gy。

9.5.4.4 胃：全胃受照剂量≤40 Gy，1/3 胃受照剂量＜60 Gy。

9.5.4.5 脊髓：≤45 Gy。

9.6 其他治疗方式

对于不能手术的局限期肝细胞癌，放疗可与栓塞化疗（TACE）、射频消融（RFA）等局部治疗手段联合应用。一般在 TACE 2～3 次或 RFA 1～2 次后 3～4 周开始放疗。

9.7 治疗中评估

9.7.1 毒性监测

9.7.1.1 血象、大便潜血试验：每周监测。

9.7.1.2 生化检查：每 1～2 周监测。

9.7.1.3 ICGR15：放疗中、放疗结束时各复查 1 次。

9.7.2 疗效监测

每周监测 AFP 的动态变化。

9.8 随访内容

9.9.1 放疗后1个月、3个月复诊
然后每3个月复诊1次，2年后每6个月复诊1次。

9.9.2 复查项目
体格检查、生化检查、肿瘤标记物、胸片、上腹彩色超声/超声造影、肝增强CT扫描等。

参考文献

[1] Dawson L, McGinn C, Normolle D, et al. Escalated focal liver radiation and concurrent hepatic artery fluorodeoxyuridine for unresectable introhepatic malignancies. J Clin Oncol, 2000, 18: 2210 - 2218.

[2] Pawlik TM, Scoggins CR, Thomas MB, et al. Advances in the surgical management of liver malignancies. Cancer J, 2004, 10: 74 - 87.

[3] Yao FY, Ferrell L, Bass NM, et al. Liver transplantation for hepatocellular carcinoma: expansion of the tumor size limits does not adversely impact survival. Hepatology, 2001, 33: 1394 - 1403.

[4] Lu DS, Yu NC, Raman SS, et al. Percutaneous radiofrequency ablation of hepatocellular carcinoma as a bridge to liver transplantation. Hepatology, 2005, 41: 1130 - 1137.

[5] Levin B, Amos C. Therapy for unresectable hepatocellular carcinoma. N Engl J Med, 1995, 332: 1294 - 1296.

[6] Llovet JM, Ricci S, Mazzaferro V, et al. Sorafenib in advanced hepatocellular carcinoma. N Engl J Med, 2008, 359: 378 - 390.

[7] Seong J, Park HC, Han KH, et al. Clinical results of 3-dimensional conformal radiotherapy combined with transarterial chemoembolization for hepatocellular carcinoma in the cirrhotic patients. Hepatology Research, 2003, 27: 30 - 35.

[8] Nelson JW, Ghafoori AP, Willett CG, et al. Concurrent chemoradiotherapy in resected extrahepatic cholangiocarcinoma. Int J Radiat Oncol

Biol Phys, 2009, 73: 148 - 153.
- [9] Guo WJ, Yu EX. Evaluation of combined therapy with chemoembolization and irradiation for large hepatocellular carcinoma. Br J Radiol, 2000, 73: 1091 - 1097.
- [10] Park YJ, Lim DH, Paik SW, et al. Radiation therapy for abdominal lymph node metastasis from hepatocellular carcinoma. J Gastroenterol, 2006, 41: 1099 - 1106.
- [11] Kato H, Tsujii H, Miyamoto T, et al. Results of the first prospective study of carbon ion radiotherapy for hepatocellular carcinoma with liver cirrhosis. Int J Radiat Oncol Biol Phys, 2004, 59: 1468 - 1476.
- [12] Dawson LA, Normolle D, Balter JM, et al. Analysis of radiation-induced liver disease using the Lyman NTCP model. Int J Radiat Oncol Biol Phys, 2002, 53: 810 - 821.
- [13] Lawrence TS, Ten Harken RK, Kessler ML, et al. The use of 3-D dose volume analysis to predict radiation hepatitis. Int J Radiat Oncol Biol Phys, 1992, 23: 781 - 788.
- [14] Xu ZY, Liang SX, Zhu J, et al. Prediction of radiaton-induced liver disease by lyman normal-tissue complication probability model in three-dimensional conformal radiation therapy for primary liver carcinoma. Int J Radiat Oncol Biol Phys, 2006, 65: 189 - 195.
- [15] Cheng JC, Wu JK, Huang CM, et al. Radiation-induced liver disease after three-dimensional conformal radiotherapy for patients with hepatocellular carcinoma: dosimetric analysis and implication. Int J Radiat Oncol Biol Phys, 2002, 54: 156 - 162.
- [16] Kim TH, Kim DY, Park JW, et al. Dose-volumetric parameters predicting radiation-induced hepatic toxicity in unresectable hepatocellular carcinoma patients treated with three-dimensional conformal radiotherapy. Int J Radiat Oncol Biol Phys, 2007, 67: 225 - 231.

10. 胃癌的放射治疗

10.1 治疗前检查

10.1.1 必做检查
10.1.1.1 三大常规：血常规、尿常规、大便常规+潜血。
10.1.1.2 血清学指标：CEA，CA19-9。
10.1.1.3 血清学检查：肝功能、肾功能、电解质、乙肝五项、HIV-Ab、梅毒血清学。
10.1.1.4 影像学检查：胸部X线片、腹部CT、盆腔CT/B超、食管胃十二指肠镜、钡餐。
10.1.1.5 病理检查：胃镜活检。

10.1.2 备选检查
PET-CT、腔内B超。

10.2 病理

10.2.1 Lanren 分类（1965）
肠型、弥漫型。

10.2.2 JRSGC 分类（1981）
乳头状型、管状型、低分化型、黏液型、印戒细胞型。

10.2.3 WHO 分类（2000）
腺癌（肠型、弥漫型）、乳头状腺癌、管状腺癌、黏液腺癌、印戒细胞癌、腺鳞癌、鳞状细胞癌、小细胞癌、未分化癌、其他。

原发肿瘤(T)	AJCC 2002 版	日本胃癌学会（JGCA）分期（1998）
T_x：	不能评价的原发灶	原发肿瘤不能确定
T_{is}：	原位癌	原位癌
T_0：	无原发肿瘤证据	无原发肿瘤证据
T_1：	肿瘤侵及黏膜固有层或黏膜下层	肿瘤侵及黏膜层和/或黏膜肌层和/或黏膜下层
T_2：	肿瘤侵及固有肌层或浆膜下层	肿瘤侵及固有肌层或浆膜下层
T_{2a}：	肿瘤侵及固有肌层	
T_{2b}：	肿瘤侵及浆膜下层	
T_3：	肿瘤侵及浆膜（脏腹膜）[a]	肿瘤穿透浆膜[b]
T_4：	肿瘤侵及邻近器官	肿瘤侵及邻近器官[c]

a. 肿瘤可以穿透固有肌层达胃结肠韧带或肝胃韧带或大小网膜，但没有穿透这些结构的脏腹膜，在这种情况下，原发肿瘤的分期为 T_2，如果穿透覆盖胃韧带或网膜的脏腹膜，则应分为 T_3。

b. 肿瘤可以穿透固有肌层达胃结肠韧带或肝胃韧带或大小网膜，但没有穿透这些结构的脏腹膜，在这种情况下，原发肿瘤的分期为 T_2，如果穿透覆盖胃韧带或网膜的脏腹膜，则应分为 T_3。

c. 胃的邻近结构包括脾、横结肠、肝、膈肌、胰腺、腹壁、肾上腺、肾、小肠及后腹膜。经胃壁内扩展至十二指肠或食管的肿瘤分期取决于包括胃在内的这些部位的最大浸润深度。

区域淋巴结(N)	AJCC 2002 版	日本胃癌学会(JGCA)分期(1998)
N_x：	不能评价的区域淋巴结	不能评价的区域淋巴结
N_0：	无区域淋巴结转移证据	无区域淋巴结转移证据
N_1：	1~6 个淋巴结转移	第一站淋巴结转移，第二、三站淋巴结无转移
N_2：	7~15 个淋巴结转移	第二站淋巴结转移，第三站淋巴结无转移
N_3：	≥15 个淋巴结转移	第三站淋巴结转移

续表

pN_0 指所有被检查的淋巴结均为阴性,而不论被切除的淋巴结数目多少		
H	肝转移	
H_x		不清楚
H_0		无肝转移
H_1		有肝转移
P	腹膜转移	
P_x		不清楚
P_0		无腹膜转移
P_1		有腹膜转移
CY		腹腔细胞学
CY_x		未做
CY_0		腹腔细胞学良性或无法确定
CY_1		腹腔细胞学见癌细胞
M	远处转移	
M_x	不能评价的远处转移	
M_0	无远处转移证据	
M_1	远处转移	

10.3 分期

临床分期

0 期:$T_{is}N_0M_0$

ⅠA 期:$T_1N_0M_0$

ⅠB 期:$T_1N_1M_0$;$T_2N_0M_0$

Ⅱ 期:$T_1N_2M_0$;$T_2N_1M_0$;$T_3N_0M_0$

ⅢA 期:$T_2N_2M_0$;$T_3N_1M_0$;$T_4N_0M_0$

ⅢB 期:$T_3N_2M_0$;$T_4N_1M_0$

Ⅳ 期:$T_4N_{2\sim3}M_0$;$T_{2\sim3}N_3M_0$;任何 T 任何 NH_1,P_1,CY_1,M_1

10.4 治疗原则(参考NCCN,2009年指南)

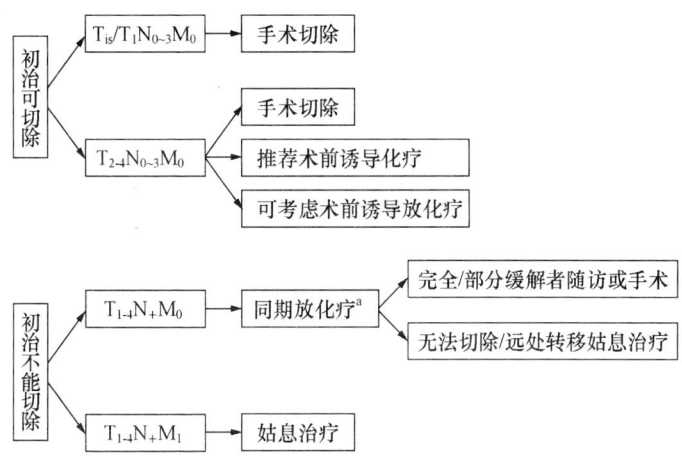

注:a. 放疗剂量45~50.4Gy,同时予以氟尿嘧啶类为基础的化疗。

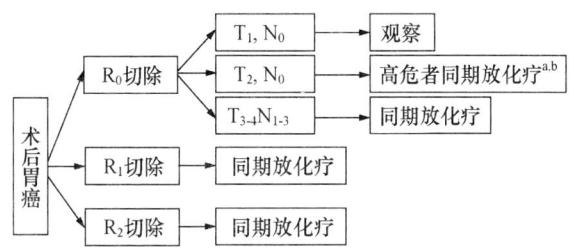

注:a. 高危患者指肿瘤低分化或组织学分级高,淋巴管及神经浸润,小于50岁。

b. 放疗剂量45~50.4Gy,同时予以氟尿嘧啶类为基础的化疗。

10.5 放疗治疗原则

10.5.1 靶区定义

10.5.1.1 近端$\frac{1}{3}$/贲门/胃食管结合部原发癌——CTV包括

远端食管 3～5 cm、左半横膈膜和邻近的胰体部。高危淋巴结区包括邻近的食管周围、胃周、胰腺上和腹腔干淋巴结。

10.5.1.2 中 $\frac{1}{3}$/胃体癌——CTV 包括胰体部。高危淋巴结区包括邻近的胃周、胰腺上、腹腔干淋巴结、脾门、肝门和胰十二指肠淋巴结。

10.5.1.3 远端 $\frac{1}{3}$/胃窦/幽门原发癌——如果肿瘤扩展到胃十二指肠结合部，CTV 包括胰头、十二指肠第一段和第二段（术后者包括十二指肠残端 3～5 cm）。高危淋巴结区包括胃周、胰腺上、腹腔干、肝门和胰十二指肠淋巴结。

10.5.1.4 PTV：CTV 外扩 0.5～0.8 cm。

10.5.2 照射野设计

建议采用三维适形放疗计划系统评价。

10.5.3 照射剂量

总量 45～50.4 Gy，每天一次，每次 1.8 Gy。

10.6 其他治疗方式

10.6.1 手术：胃癌的首选治疗手段

10.6.1.1 可切除的肿瘤：T_{1-3} 应切除足够的胃，一般距肿瘤边缘不小于 5 cm；T_4 需要将累及组织整块切除；推荐 D2 术式；不需常规或预防性切除脾，当脾或脾门处受累时可考虑行脾切除术。

10.6.1.2 不可切除的肿瘤：可切除部分胃，即使切缘阳性也可以接受；不需要进行淋巴结清扫；旁路手术有助于缓解梗阻症状。

10.6.2 化疗

10.6.2.1 术前化疗：ECF（表柔比星、顺铂和 5-Fu）（推荐）。

10.6.2.2 术前放化疗:紫杉醇或多西紫杉醇加氟尿嘧啶(如5-Fu、卡培他滨)(可考虑)。

10.6.2.3 术后化疗:ECF 为主。

10.6.2.4 术后放化疗:氟尿嘧啶类为基础。

10.6.2.5 转移性或局部晚期肿瘤:DCF(多西他赛、顺铂和5-Fu)(推荐),ECF(推荐),伊利替康加顺铂(可考虑),奥沙利铂加氟尿嘧啶类(可考虑),伊利替康加氟尿嘧啶类(可考虑),氟尿嘧啶类口服单药(可考虑)。

10.7 治疗中疗效评估

10.7.1 治疗中

每周检查血常规、大便常规及潜血试验,每疗程化疗前后检查肝、肾功能。

10.7.2 放疗结束后

4~8周复查钡餐、血清学指标、大便常规及潜血试验、食管内镜/食管内镜超声评价局部肿瘤消退情况,必要时活检,可考虑 PET-CT 评价。

10.8 随访内容

治疗结束后第1年每3个月复查一次,第2~4年每6个月复查一次,第5年以后每年复查一次,每次检查血常规、大便常规及潜血实验、肝和肾功能、钡餐/食管内镜、腹部 CT、血清学指标。

参考文献

[1] Ito H, Clancy TE, Osteen RT, et al. Adenocarcinoma of the gastric cardia: what is the optimal surgical approach? J Am Coll Surg, 2004, 199: 880 – 886.

[2] Sano T, Sasako M, Yamamoto S, et al. Gastric cancer surgery: morbidity and mortality results from a prospective randomized controlled trial comparing D_2 and extended paraaortic lymphadenectomy-Japan Clinical Oncology Group study 9501. J Clin Oncol, 2004, 22: 2767-2773.

[3] Yu W, Choi GS, Chung HY. Randomized clinical trial of splenectomy versus splenic preservation in patients with proximal gastric cancer. Br J Surg, 2006, 93: 559-563.

[4] Cunningham D, Allum WH, Stenning SP, et al. Perioperative chemotherapy versus surgery alone for resectable gastroesophageal cancer. N Engl J Med, 2006, 355: 11-20.

[5] Ajani JA, Mansfield PF, Crane CH, et al. Paclitaxel-based chemoradiotherapy in localized gastric carcinoma: degree of pathologic response and not clinical parameters dictated patient outcome. J Clin Oncol, 2005, 23: 1237-1244.

[6] Ajani JA, Winter K, Okawara GS, et al. Phase Ii trial of preoperative chemoradiation in patients with localized gastric adenocarcinoma (RTOG 9904): quality of combined modality therapy and pathologic response. J Clin Oncol, 2006, 24: 3953-3958.

[7] Macdonald JS, Smalley SR, Benedetti J, et al. Chemoradiotherapy after surgery compared with surgery alone for adenocarcinoma of the stomach or gastroesophageal junction. N Engl J Med, 2001, 345: 725-730.

11. 前列腺癌的放射治疗

11.1 治疗前检查

11.1.1 必做检查

11.1.1.1 直肠指检。

11.1.1.2 实验室检查：血常规、肝和肾功能。

11.1.1.3 肿瘤标志物：前列腺特异抗原（PSA）、酸性磷酸酶（PAP）。

11.1.1.4 超声引导下前列腺穿刺活检，对于总PSA处于诊断灰区（4~10 ng/ml）者，推荐系统穿刺活检。

11.1.1.5 影像学检查：经直肠前列腺超声（TRUS）、盆腔CT或/和MRI、骨扫描、腹部B超或CT、胸片。

11.1.2 备选检查

PSA相关指标（PSA密度、PSA速度、年龄调整PSA、游离PSA），前列腺特异膜抗原（PSMA）。

11.2 病理

目前最常使用Gleason评分系统。腺体由分化好到分化差分为5个等级（分值为1~5分），前列腺癌组织被分为主要分级区和次要分级区，两者分别评分相加即是Gleason总分。2~4分、5~6分、7~10分分别表示分化好、中等分化、分化差或未分化癌，分别记为G1、G2、G3~4。

11.3 分期（AJCC，2002）

TNM 定义

临床

原发肿瘤（T）

T_x：原发肿瘤不能评估。

T_0：无原发肿瘤证据。

T_1：临床检查（触诊或影像学检查）不能发现肿瘤。

  T_{1a}：切除前列腺组织中病理发现癌，肿瘤体积≤切除组织的 5%。

  T_{1b}：切除前列腺组织中病理发现癌，肿瘤体积＞切除组织的 5%。

  T_{1c}：前列腺穿刺活检证实有癌（如 PSA 增高后穿刺）。

T_2：肿瘤局限于前列腺[a]。

  T_{2a}：肿瘤侵犯前列腺一叶的 1/2 或更少。

  T_{2b}：肿瘤侵犯大于一叶的 1/2，但未及两叶。

  T_{2c}：肿瘤侵犯前列腺的两叶。

T_3：肿瘤侵犯前列腺包膜[b]。

  T_{3a}：包膜外侵犯（单侧或双侧）。

  T_{3b}：精囊腺侵犯。

T_4 肿瘤固定或侵犯精囊腺外其他邻近结构：膀胱颈、外括约肌、直肠、肛提肌、盆壁。

注：a. 肿瘤局限于一叶或双叶，但未触及或不能被影像学发现，经穿刺活检证实，分期为 T_{1c}。

b. 肿瘤侵犯前列腺尖部或侵及（但未超过）前列腺包膜，分期应为 T_2，而不是 T_3 区域淋巴结（N）。

N_x：区域淋巴结不能评价。

N_0：无区域淋巴结转移。

N_1：区域淋巴结转移（单个或多个）。

远处转移（M）

M_x：远处转移不能评价（未做任何形式评价）。

M_0：无远处转移。

M_1：远处转移[a]。

  M_{1a}：区域外淋巴结转移。

  M_{1b}：骨转移。

  M_{1c}：其他部位远处转移，合并或不合并骨转移。

注：a. 当有多个部位转移时，应为最高分期 M_{1c}。

病理

原发肿瘤（T）

PT_2[a]：肿瘤局限于前列腺内。

  PT_{2a}：单侧、侵犯前列腺一叶的 1/2 或更少。

  PT_{2b}：单侧、侵犯大于前列腺一叶的 1/2，但未及双叶。

  PT_{2c}：双叶受侵。

PT_3：前列腺外受侵。

  PT_{3a}：前列腺外受侵[b]。

  PT_{3b}：精囊腺受侵。

PT_4：侵犯膀胱、直肠。

注：a. 无 T_1 的病理分期。

  b. 阳性的手术切缘应描述为 R1 切除（显微镜下残留病变）。

区域淋巴结（N）

PN_x：区域淋巴结未取样。

PN_0：无阳性的区域淋巴结。

PN_1：区域淋巴结转移（单个或多个）。

远处转移（M）

M_x：远处转移不能评价（未做任何形式评价）。

M_0：无远处转移。

M_1：远处转移[a]。

  M_{1a}：区域外淋巴结转移。

M_{1b}：骨转移。

M_{1c}：其他部位远处转移，合并或不合并骨转移。

注：a. 当有多个部位转移时，应为最高分期 M_{1c}。

临床分期

Ⅰ期：$T_{1a}N_0M_0G_1$

Ⅱ期：$T_{1a}N_0M_0G_{2,3-4}$

$T_{1b}N_0M_0$ 任何 G

$T_{1c}N_0M_0$ 任何 G

$T_1N_0M_0$ 任何 G

$T_2N_0M_0$ 任何 G

Ⅲ期：$T_3N_0M_0$ 任何 G

Ⅳ期：$T_4N_0M_0$ 任何 G

任何 TN_1M_0 任何 G

任何 T 任何 NM_1 任何 G

11.4 复发风险分组

根据血清 PSA、GS 评分和 T 分期，NCCN 将临床局限期前列腺癌按复发风险分组。

	低危组	中危组	高危组	极高危组
PSA（ng/ml）	<10	10～20	>20	
GS 评分	2～6	7	8～10	
T 分期	$T_{1～2a}$	$T_{2b～2c}$	T_{3a}	$T_{3b～4}$

11.5 生存预算评估

适用于群体而非个体；在前列腺癌的早期诊断及治疗选择中很重要。临床上根据健康状况做如下调整：

处于最佳健康状况时，+50%。
处于最差健康状况时，-50%。
介于两者中间状态时，不做调整。

11.6 治疗方案

11.6.1 首程治疗

据临床分期、风险分级和预期生存，可选择积极观望、根治性手术、外照射放疗（EBRT）、近距离放疗（BHT）和雄激素去势治疗（ADT）。

11.6.1.1 积极观望：若预期生存≥10年，PSA每3~6个月复查一次，DRE每6~12个月复查一次，每年重复一次活检；若预期生存<10年，复查频率可相对减少。

11.6.1.2 根治性手术：据Roach公式［2/3PSA+(GS-6)×10］估算盆腔淋巴结转移率≥7%，则行盆腔淋巴结清扫。

11.6.1.3 EBRT：推荐影像引导的3D-CRT或IMRT。

11.6.1.4 BHT：通常采用放射性同位素（^{125}I和^{103}Pd）永久性植入前列腺，进行组织间照射。

1）适应证：单独运用于临床局限期的低危患者，对中危患者可结合外照射使用。

2）禁忌证：前列腺体积>60 g或<15~20 g，尿路阻塞或有经尿道前列腺切除史。

11.6.1.5 ADT：可诱导、同期和/或辅助，短程4~6个月，长程2~3年。

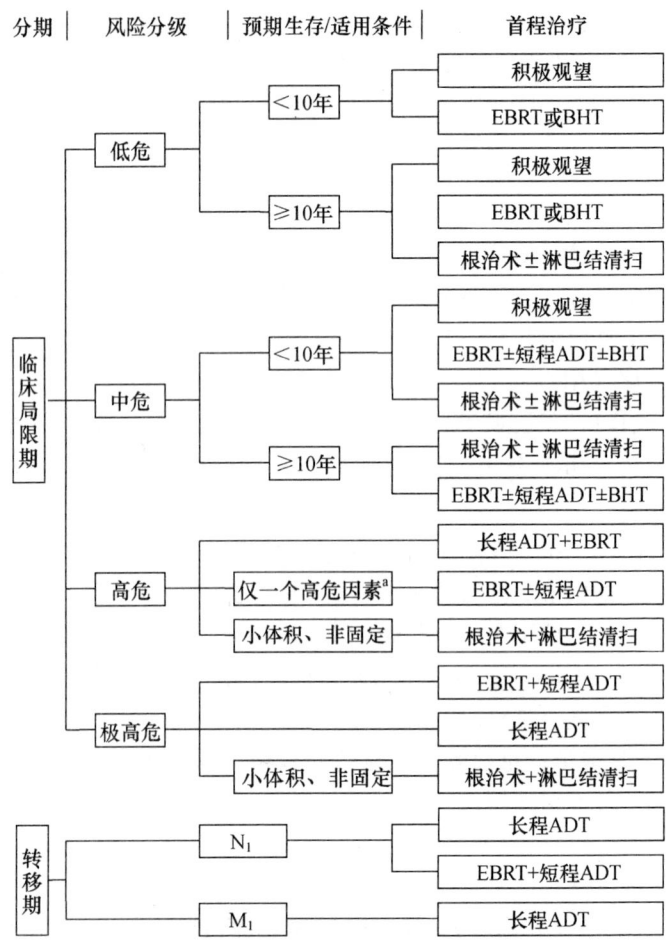

图 11-1 前列腺癌治疗流程图

注：a. 高危因素指：PSA≥20 ng/ml、GS 评分 8~10 和 T 分期≥T_{3a}。

11.6.2 挽救治疗

见图 11-2。

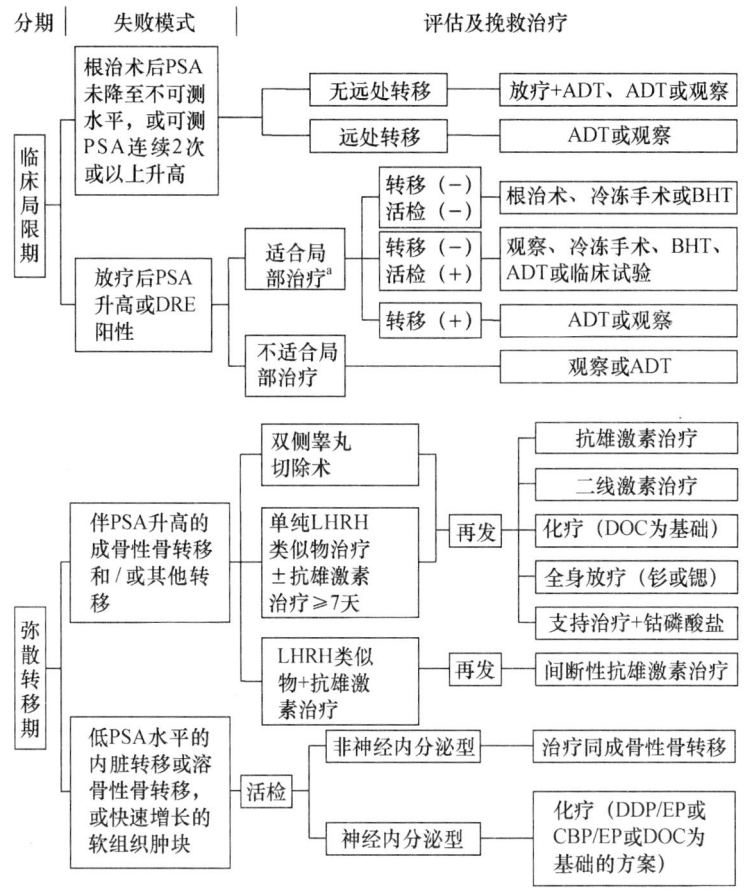

图 11-2 前列腺癌挽救治疗流程图

注：a. 指原临床分期为 T_{1-2}，N_x 或 N_0；预期寿命＞10 年；现 PSA＜10 ng/L 者。

11.7 放疗计划

11.7.1 外照射

11.7.1.1 体位固定：尚无统一标准，大多推荐仰卧位、真空袋固定从中腹部至膝关节下水平。

11.7.1.2 靶区定义

1）根治性放疗

GTV：指运用各种检查手段能确定的肿瘤临床病灶；推荐勾画靶区结合 MRI 检查。

CTV：低危组，CTV 只包括整个前列腺。

中危组，CTV 包括前列腺及周围 0.5 cm 的包膜组织＋邻近 1 cm 的精囊组织±盆腔淋巴结[a]。

高危组，CTV 包括前列腺及周围 0.5 cm 的包膜组织＋邻近 2 cm 的精囊组织＋盆腔淋巴结。

极高危组，CTV 包括前列腺及周围 0.5 cm 的包膜组织＋包全精囊并据外侵情况适当外扩＋盆腔淋巴结。

注：a. 对于据 Roach 公式 [2/3PSA＋(GS-6)×10] 估算淋巴结转移可能性＞15%者，CTV 包括盆腔淋巴结。

PTV：在 3D-CRT/IMRT 条件下，将 CTV 向直肠方向扩 5 mm，其余各个方向扩 10 mm 作为 PTV；若应用 IGRT 技术，可据实际情况调整。

图 11-3 为高危组 CTV 勾画示意图。

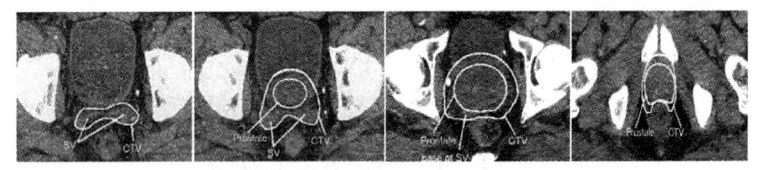

图 11-3 高危组 CTV 勾画示意图

2）术后放疗：根治术后切缘阳性、PSA 未能降至不可测水平及切缘阴性但有高危复发因素的临床局限期患者，推荐立即给予术后放疗。

GTV：指肿瘤残留部位，术中留置金属标记、直肠内线圈 MRI 和 PET-CT 有助于帮助确定。

CTV：① 切缘阴性者，CTV 应包括整个前列腺术床：以尿道膀胱吻合口为中心，头侧包括膀胱颈，尾侧包括原前列腺尖水平（阴茎球以上 15 mm），向前包括吻合口和尿道轴，向后紧贴直肠外壁，左右两侧至神经血管束（若已切除，则至闭孔内肌内侧缘）。在避开直肠的前提下，向各个方向各扩 5 mm，以充分包括镜下微浸润区。② 切缘阳性者，在上述基础上，根据残留部位再适当外扩。③ 无病理证实盆腔淋巴结转移（即 cN_0/pN_x）者，不推荐盆腔淋巴结照射。

PTV：根治术后的靶区移动度远远小于未行手术者，PTV 主要考虑摆位误差，推荐将术后 CTV 扩 5 mm 作为 PTV；若应用 IGRT 技术，则据实际情况调整。

图 11-4 为根治术后切缘阴性、$pT_3aN_0M_0$ CTV 勾画示意图。

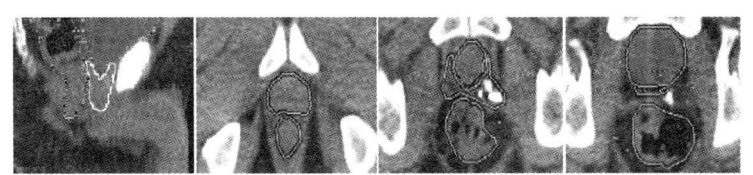

图 11-4　根治术后切缘阴性、$pT_3aN_0M_0$ CTV 勾画示意图

11.7.1.3　计划设计

（1）处方剂量：低危组，70～75GY/35～41 次；中高危组，75～80GY/38～44 次。

如行全盆腔照射，照射 45～50GY/5W 后，缩野照射前列腺，补量 25～30GY。

（2）危险器官限制剂量（仅供参考）：

直肠：限量为 40% 的处方剂量；$V_{70}<25\%$，$V_{60}<50\%$，$V_{50}<60\%$～65%，避免高剂量点在肠壁。

膀胱：限量为 58% 的处方剂量；$V_{30}<30\ cm^3$，$V_{82}<7\ cm^3$；$V_{78}<2.9\%$，$V_{65-75}<20\%$，$V_{65}<30\%$。

PTV 与直肠、膀胱重叠处：限量分别为 88% 和 98% 的处方剂量。

小肠：$V_{50}<30\%$；股骨头：$V_{50}<5\%$。

11.7.2 近距离放疗（BHT）

单纯 BHT 推荐 145 Gy（^{125}I）和 125 Gy（^{103}Pd）。

若作为外照射 40～50 Gy 后加量，可分别推量至 110 Gy 和 100 Gy。

11.8 其他治疗方式

11.8.1 根治性手术

主要适用于 T_1～T_{2c}，健康状况良好，预期寿命＞10 年的患者；T_{3a} 期以上的患者不推荐新辅助 ADT＋根治性手术，应首选放疗±ADT。

11.8.2 内分泌治疗

11.8.2.1 治疗方式：包括单一激素治疗和联合激素治疗。

11.8.2.2 治疗原则

（1）pN+ 者，根治术后立即给予持续 ADT 治疗，延长生存。

（2）对有指征的患者，根治性放疗联合 ADT，无论是新辅助、同期还是辅助，均能改善生存。

（3）新辅助 ADT 推荐采用联合方案（ADT＋抗雄激素治疗）。

（4）转移期或生化复发者：应尽早给予 ADT，疗程根据 PSA 倍增时间、患者耐受性和副反应情况而定。

11.8.3 化疗

11.8.3.1 适应证：除非入组临床试验，化疗仅适用于去势治疗失败的转移期患者；对于这部分患者，推荐接受唑来膦酸治疗，预防骨相关事件。

11.8.3.2 一线方案：为 DOC 为基础的 3 周方案。

11.9 疗效评价和随访

11.9.1 疗效评价
11.9.1.1 前列腺局部病变评价：采用 WHO 评价标准。
11.9.1.2 PSA 评价
（1）缓解：放疗后血清 PSA 下降至 <1 ng/ml。
（2）部分缓解：下降幅度 >50%，但 ≥1 ng/ml。
（3）稳定：下降幅度 <50%，或升高 ≤25%。
（4）进展：放疗后 PSA 达到最低值后，连续 3 次 PSA 升高，PSA 检测时间需间隔 6 个月；PSA 失败时间指放疗后 PSA 最低值到其中首次 PSA 增高的中位时间。

11.9.2 随访
11.9.2.1 临床局限期，首程治疗开始后的 5 年内，每 6～12 个月复查 PSA 一次，每年行 DRE 一次；之后，每年复查前列腺特异性抗原（PSA）和直肠指诊（DRE）一次。

11.9.2.2 转移期，首程治疗开始后，每 3～6 个月复查 PSA 和包括 DRE 在内的体格检查一次。

11.9.2.3 若疾病进展，则据情况行盆腔 MRI、骨扫描、腹部 CT、活检等检查，密切监测 PSA，尤其注意 PSA 倍增时间（PSADT<1 年，预示较高的复发风险）。

11.9.3 副反应评价
参照 RTOG 标准。

参考文献

[1] A Heidenreich, G. Aus, C. C. Abbou, et al. Guidelines on Prostate Cancer. European Association of Urology 2008. http://www.uroweb.org/.

[2] NCCN Prostate Cancer Panel Members. Practice Guidelines in Oncology. V. 2. 2009. http://www.nccn.org.

[3] Bayley AJ, Catton CN, Haycocks T, et al. A randomized trial of supine vs. prone positioning in patients under going escalated dose conformal radiotherapy for prostate cancer. Radiother Oncol, 2004, 70: 37 - 44.

[4] Steenbakkers RJ, Duppen JC, Betgen A, et al. Impact of knee support and shape of tabletop on rectum and prostate position. Int J Radiat Oncol Biol Phys, 2004, 60: 1364 - 1372.

[5] Dirk B, Philippe M, Philip P, et al. Guidelines for primary radiotherapy of patients with prostate cancer. Radiotherapy and Oncology, 2006, 79: 259 - 269.

[6] Teh BS, Bastasch MD, Wheeler TM, et al. IMRT for prostate cancer: defining target volume based on correlated pathologic volume of disease. Int J Radiat Oncol Biol Phys, 2003, 56: 184 - 191.

[7] Teh BS, Bastasch MD, Mai WY, Butler EB, Wheeler TM. Predictors of extracapsular extension and its radial distance in prostate cancer: implications for prostate IMRT, brachytherapy, and surgery. Cancer J, 2003, 9: 454 - 460.

[8] Kestin L, Goldstein N, Vicini F, et al. Treatment of prostate cancer with radiotherapy: should the entire seminal vesicles be included in the clinical target volume? Int J Radiat Oncol Biol Phys, 2002, 54: 686 - 697.

[9] Wu J, Haycocks T, Alasti H, et al. Positioning errors and prostate motion during conformal prostate radiotherapy using on-line isocentre set-up verification and implanted prostate markers. Radiother Oncol, 2001, 61: 127 - 133.

[10] Shimizu S, Shirato H, Kitamura K, et al. Use of an implanted marker and real-time tracking of the marker for the positioning of prostate and bladder cancers. Int J Radiat Oncol Bio Phys, 2000, 48: 1591 - 1597.

[11] Little DJ, Dong L, Levy LB, et al. Use of portal images and BAT ultrasonography to measure setup error and organ motion for prostate IMRT: implications for treatment margins. Int J Radiat Oncol Biol Phys, 2003, 56: 1218 - 1224.

[12] Philip P, Alberto B, Katia V, et al. Guidelines for target volume defi-

nition in post-operative radiotherapy for prostate cancer, on behalf of the EORTC Radiatiion Oncology Group. Radiotherapy and Oncology, 2007, 84: 121-127.

[13] Bolla M, Van PH, Collette L, et al. Postoperative radiotherapy after radical prostatectomy: a randomized controlled trial (EORTC 22911). Lancet, 2005, 366: 572-578.

[14] Wiegel T, Bottke D, Willich N, et al. Phase III results of adjuvant radiotherapy versus "wait and see" in patients with pT3 prostate cancer following radical prostatectomy. J Clin Oncol, 2005, 23 (Suppl.): abstract 4513.

[15] Mirabell R, Vees H, Lozano J, et al. Endorectal MRI assessment of local relapes after surgery for prostate cancer: a model to define treatment field guidelines for adjuvant radiotherapy in patients at high risk for local failure. Int J Radiat Oncol Biol Phys, 2007, 67: 356-361.

[16] Schoder H, Herrmann K, Gonen M, et al. 2-[18F] fluoro-2-deoxyglucose positron emission tomography for the detection of disease in patients with prostate-specific antigen relapse after radical prostatectomy. Clin Cancer Res, 2005, 11: 4761-4769.

[17] Dirix P, Hausteermanss K, Junius S, et al. The role of whole pelvic radiotherapy in locally advanced prostate cancer. Radiother Oncol, 2006, 79: 1-14.

[18] Fiorino C, Sanguineti G, Cozzarini C, et al. Rectal dose-volume constraints in high-dose radiotherapy of localized prostate cancer. Int J Radiat Oncol Biol Phys, 2003; 57: 953-962.

[19] Sanguineti G, Castellone P, Foppiano F, et al. Impact on target volume definition and dose-volume parameters of rectum and bladder. Strahlenther Onkol, 2004, 180: 563-572.

[20] Laura C, Antony L, Raymond M. Potential role of intensity modulated proton beams in prostate cancer radiotherapy. Int J Radiat Oncol Biol Phys, 2001, 49: 217-223.

[21] Fiorino C, Cozzarini C, Vavassori V, et al. Relationships between DVHs and late rectal bleeding after radiotherapy for prostate cancer:

analysis of a large group of patients pooled from three institutions. Radiother Oncol, 2002, 64 (1): 1-12.
[22] Greco C, Mazzetta C, Cattani F, et al. Finding dose-volume constraints to reduce late rectal toxicity following 3D-conformal radiotherapy (3D-CRT) of prostate cancer. Radiother Oncol, 2003, 69: 215-222.
[23] Harsolia A, Vargas C, Yan D, et al. Predictors for chronic urinary toxicity after the treatment of prostate cancer with adaptive three-dimensional conformal radiotherapy: dose-volume analysis of a phase II dose-escalation study. Int J Radiat Oncol Biol Phys, 2007, 69 (4): 1100-1109.
[24] Cheung MR, Tucker SL, Dong L, et al. Investigation of bladder dose and volume factors influencing late urinary toxicity after external beam radiotherapy for prostate cancer. Int J Radiat Oncol Biol Phys, 2007, 67 (4): 1059-1065.
[25] Michalski JM, Purdy JA, Winter K, et al. Preliminary report of toxicity following 3D radiation therapy for prostate cancer on 3DOG/RTOG 9406. Int J Radiat Oncol Biol Phys, 2000, 46: 391-402.

12. 直肠癌的放射治疗

12.1 治疗前检查

12.1.1 必做检查
12.1.1.1 直肠指检
12.1.1.2 三大常规：血常规、尿常规、大便常规＋隐血试验。
12.1.1.3 血清学检查：肝功能、肾功能、电解质、乙肝五项、HIV-Ab、梅毒血清学。
12.1.1.4 肿瘤标记物血液检查：CEA（癌胚抗原）、CA19-9（糖抗原19-9）等。
12.1.1.5 影像学检查：胸部X线片＋钡灌肠、胸部和上腹部CT，腹部B超及直肠腔内B超检查。
12.1.1.6 病理检查：纤维结肠镜检查＋活检。
12.1.1.7 其他检查：心电图。

12.1.2 备选检查
12.1.2.1 MRI检查：为了确定直肠癌的术前分期，可行MRI检查。
12.1.2.2 ECT和PET-CT检查。

12.2 病理

腺癌、黏液腺癌、印戒细胞癌、乳头状腺癌等

12.3 分期

直肠癌的分期目前采用Duke分期和TNM分期。

12.3.1 Duke 分期

A 期：肿瘤侵犯黏膜、黏膜下层、部分肌层，未有淋巴结转移。

B 期：穿透肌层、浆膜，未有淋巴结转移。

C 期：已有区域淋巴结转移。

D 期：已有远处转移。

12.3.2 TNM 分期（AJCC，2002）

TNM 的定义

原发肿瘤（T）

T_X：原发肿瘤无法评价。

T_0：无原发肿瘤证据。

T_{is}：原位癌：肿瘤局限于上皮内或仅侵犯黏膜固有层[a]。

T_1：肿瘤侵及黏膜下层。

T_2：肿瘤侵及固有肌层。

T_3：肿瘤穿透固有肌层到达浆膜下层，或侵及无腹膜覆盖的结直肠周围组织。

T_4：肿瘤直接浸润其他器官或结构[b,c]，和/或穿透脏腹膜。

注：a. T_{is} 包括肿瘤细胞局限于腺体基底膜内（上皮内）或黏膜固有层内（黏膜内），没有穿透黏膜肌层累及黏膜下层。

b. T_4 的直接浸润包括通过浆膜途径侵犯其他结肠的肠段。

c. 大体上有肿瘤与邻近器官或结构粘连，应分类为 T_4。然而，如果病理检查未证实有肿瘤存在，则应分类为 pT_3。

区域淋巴结（N）

N_X：区域淋巴结无法评估。

N_0：无区域淋巴结转移。

N_1：1~3 个区域淋巴结转移。

N_2：4 个或 4 个以上区域淋巴结转移。

注：直肠周围组织中存在的肿瘤结节，组织学已没有残留的淋巴结成分，分类时如果该结节具备淋巴结的形态和光滑的轮廓，则应按 pN 分类为淋巴结转移。如果结节的轮廓是不规则的，则应按 T 分类，同时应标注为 V_1（显微镜下血管浸润），如果只是肉眼下大体分类，则标记为 V_2，因为这强烈提示该现象预示着存在静脉浸润。

远处转移（M）

M：远处转移。

M_X：远处转移无法评价。

M_0：无远处转移。

M_1：有远处转移。

注：$_P$TNM 病理组织学分类：

$_PT$、$_PN$、$_PM$ 分类是与 T、N、M 分类相对应的。

$_PN_0$ 区域淋巴结清扫术后的手术标本，送病理组织学检查时应常规包含 12 枚或更多的淋巴结。如果淋巴结为阴性，虽然淋巴结数目达不到上述标准，也分类为 $_PN_0$。

临床分期（AJCC，2002）

0 期：$TisN_0M_0$

Ⅰ期：T_1，$T_2N_0M_0$

Ⅱ期：ⅡA 期：$T_3N_0M_0$

　　　ⅡB 期：$T_4N_0M_0$

Ⅲ期：ⅢA 期：T_1，$T_2N_1M_0$

　　　ⅢB 期：T_3，$T_4N_1M_0$

　　　ⅢC 期：任何 TN_2M_0

Ⅳ期：任何 T 任何 NM_1

12.3.3 TNM 分期和 Duke 分期比较

TNM	Duke
0 期	A 期
Ⅰ期	A 期
Ⅱ期	B 期
Ⅲ期	C 期
Ⅳ期	D 期

12.4 治疗原则

12.4.1 综合治疗原则

（1）$T_{1\sim2}N_0M_0$（Duke A 期）可单纯作手术切除，一般不需化疗和放疗。

（2）$T_{3\sim4}N_0$ 或任何 $TN_{1\sim2}M_0$（Duke B、C 期）可施行以手术为主的综合治疗（包括术前放疗和/或术后放疗）。

（3）任何 T 任何 NM_1（Duke D 期）可行化疗、放疗为主的综合治疗。

12.4.2 放射治疗原则

（1）术前放疗：$T_{3\sim4}N_0$ 或任何 T $N_{1\sim2}M_0$（Duke B、C 期）建议行术前放化疗。

（2）术后放疗：适用于 $T_{3\sim4}N_0$ 或任何 $TN_{1\sim2}M_0$（Duke B、C 期）或术后切缘有肿瘤残留者。

（3）根治性放疗：Duke A、B、C 期患者拒绝手术或因其他原因不能行手术者可行根治性放疗；术后复发患者，一般情况尚可，无远处转移亦可行根治性放疗。

（4）姑息性放疗：适用于止痛、止血、减少分泌物、缩小肿瘤、控制肿瘤等。

12.5 放射治疗设计

12.5.1 常规外照射

体位和固定：患者取俯卧位，双手放于头顶，这样有利于减少小肠的照射。如果患者不能俯卧，或需要照射髂外淋巴结时也可以采用仰卧位。用体部固定架或真空袋固定。

照射野：目前一般的区域性放射有四野照射、三野照射或两野照射，一般多主张采用四野或三野照射，照射范围应包括真骨盆壁。

前后野对穿照射：前后野的放射范围上界在腰骶关节，如盆腔中部有淋巴结受侵时，其高度要升到第4、5腰椎椎间盘处。下界视肿瘤部位而定，上中段直肠癌照射的下界于肛管中点；下段直肠癌的下缘应包括肛门口；Mile术后患者下缘包括会阴下缘1.5cm。两侧界的范围一般在耻骨弓状线最宽处外2cm，术后无淋巴结转移的患者，可缩小为1~1.5cm。其矩形野的两个上、下角均应适当保护（见图12-1）。

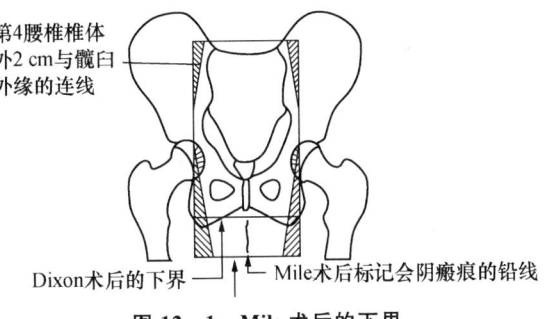

图12-1　Mile术后的下界

四野照射：一般采用前后野加两侧水平野照射，前后野照射范围同上，侧野的照射范围上下缘与前后野相同，后缘包括骶骨后0.5cm的软组织，前缘包括膀胱后壁，一般在股骨头中点或前缘（视肿瘤具体情况而定）（见图12-2）。建议后野与其他各野的剂量比为1.6∶1∶1∶1。

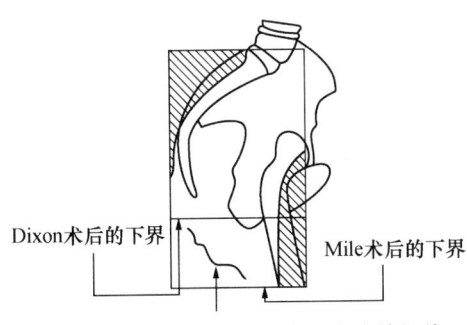

图12-2　Mile术后标记会阴瘢痕的铅线

三野照射：即用一个后野，加两个侧野，侧野可根据TPS采用30°～60°的楔形滤板，使剂量分布均匀。建议后野与其他各野的剂量比为2∶1∶1。

缩野：上述照射野包括直肠原发灶/复发灶和淋巴引流区，一般照射DT46Gy后需进行缩野，只照射直肠原发灶或复发灶，照射范围是GTV外扩1～2cm的范围。

12.5.2 照射剂量

术前照射：45～50Gy/23～25次/4.5～5周，放射后5～10周手术。

术后照射：先用大野照射肿瘤区及淋巴引流区，剂量为45～50Gy/23～25次/4.5～5周；若有病灶残留，则缩野加量，总量为56～70Gy/28～35次。若已行术前照射，则应减去术前照射剂量。

单纯外照射：先用大野照射肿瘤区及淋巴引流区，剂量为45～50Gy/23～25次/4.5～5周；缩野加量至56～70Gy/28～35次。

12.5.3 直肠癌CT-Sim及三维TPS设计方案

GTV：影像学所观察到的大体肿瘤。

CTV：CTV_1应包括直肠旁组织和淋巴引流区。它包括肿瘤沿大肠壁浸润的亚临床病灶、直肠系膜到盆腔侧壁（闭孔肌）、女性患者前面到阴道，男性患者到膀胱/前列腺/精囊腺、后面到骶骨（包括骶孔和骶管）、Mile术后患者到会阴部瘢痕。CTV_2表示GTV外扩最少2cm的范围。

PTV：PTV_1表示CTV_1加0.8～1cm的范围，PTV_2表示CTV_2加0.8～1cm的范围。

重要敏感器官的剂量限制：盆腔照射中涉及的重要敏感器官是膀胱、直肠、股骨头和小肠。它们的最大耐受量分别是65Gy、60Gy、52Gy和45Gy。

处方剂量：PTV_1 通常用四野或三野照射，并用铅挡块保护正常组织，PTV_1 需包括在 90% 的等剂量线内，照射 DT 46 Gy。PTV_2 可推量照射至 DT 60～70 Gy。

12.6 其他治疗方式

12.6.1 直肠癌手术

包括 Mile 术、Dixon 术等，一般术前放疗后 5～10 周手术。

12.6.2 同期放化疗

如果患者身体条件许可，建议行同期放化疗，化疗方案可采用 mFOLFOX6 或 mXELOX 或口服希罗达。

mFOLFOX6 方案：

奥沙利铂	$100\,mg/m^2$	静脉注射 2 小时以上	d1
LV	$400\,mg/m^2$	静脉注射 2 小时以上	d1
5-FU	$400\,mg/m^2$	LV 一半时静脉注射	d1
5-FU	$2400\,mg/m^2$	CIV	46～48 h

每 2～3 周重复。

mXELOX 方案

奥沙利铂　$100～130\,mg/m^2$ 静脉注射 2 小时以上　d1
希罗达　　$1000\,mg/m^2$，bid，第 1 天晚上至第 15 天早晨口服。

根据病情需要也可以用盐酸伊立替康（开普托）加 5-FU/CF 或希罗达化疗或加用靶向药物治疗。

12.7 随访

12.7.1 随访时间

术后前 2 年每 3 个月复查 1 次；2 年后半年复查 1 次；5 年后每年复查 1 次。

12.7.2 随访内容

必做检查：体格检查、血常规、肝功能、CEA、CA19-9、胸片、腹部 B 超、钡灌肠；纤维肠镜应每 6 个月至 1 年复查 1 次，连续 3 次正常时，改为每 2～3 年 1 次。

备选检查：CT、MRI、ECT、PET-CT 等。

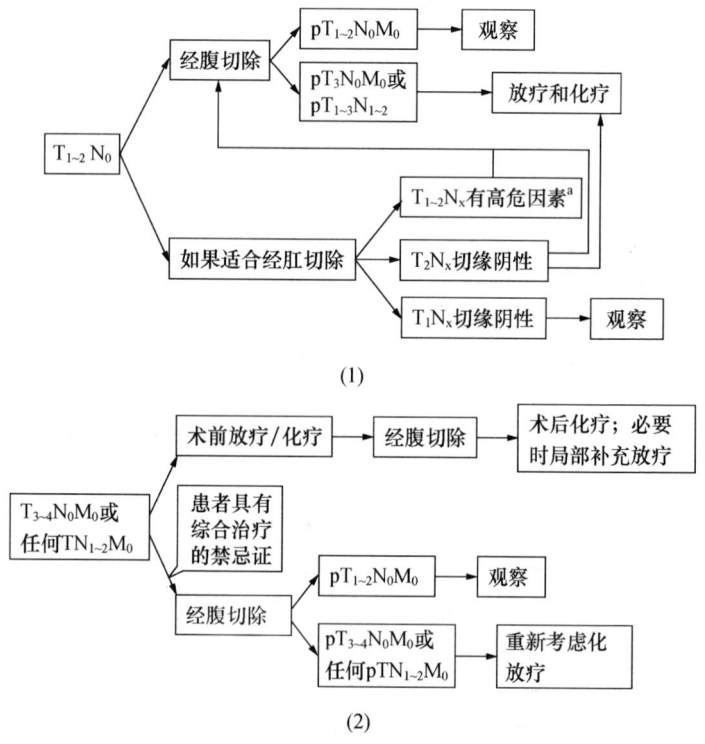

图 12-3　直肠癌治疗流程图

注：a. 高危因素包括：切缘阳性、淋巴管血管浸润、分化差。

参考文献

[1] Sauer R, Becker H, Hohenberger W, et al. Preoperative versus postoperative chemoradiotherapy for rectal cancer. N Engl J Med, 2004, 351: 1731-1740.

[2] Improved survival with preoperative radiotherapy in resectable rectal cancer.

Swedish Rectal Cancer Trial. N Engl J Med, 1997, 336: 980-987.
[3] Kapiteijn E, Marijnen CA, Nagtegaal ID, et al. Preoperative radiotherapy combined with total mesorectal excision for resectable rectal cancer. N Engl J Med, 2001, 345: 638-646.
[4] Colorectal Collaborative Group. Adjuvant radiotherapy for rectal cancer: a systematic overview of 8, 507 patients from 22 randomised trials. Lancet, 2001, 358: 1291-1304.
[5] Sebag-Montefiore D, Steele R, Quirke, P. et al. Routine short course pre-opradiotherapy or selective post-op chemoradiotherapy for resectable rectal cancer? Preliminary results of the MRC CR07 randomised trial. J Clin Oncol, 2006, 24 (18S): 3511.
[6] Gerard JP, Conroy T, Bonnetain F, et al. Preoperative radiotherapy with or without concurrent fluorouracil and leucovorin in T_{3-4} rectal cancers: results of FFCD 9203. J Clin Oncol, 2006, 24: 4620-4625.
[7] Glynne-Jones R, Sebag-Montefiore D. Role of neoadjuvant chemotherapy in rectal cancer: interpretation of the EXPERT study. J Clin Oncol, 2006, 24: 4664-4666.
[8] Bosset JF, Calais G, Mineur L, et al. Enhanced tumorocidal effect of chemotherapy with preoperative radiotherapy for rectal cancer preliminary results-EORTC 22921. J Clin Oncol, 2005, 23: 5620-5627.
[9] Gerard JP, Chapet O, Nemoz C, et al. Preoperative concurrent chemoradiotherapy in locally advanced rectal cancer with high-dose radiation and oxaliplatin-containing regimen: the Lyon-R0-04 Phase II trial. J Clin Oncol, 2003, 21: 1119-1124.
[10] Machiels JP, Duck L, Honhon B, et al. Phase II study of preoperative oxaliplatin, capecitabine and external beam radiotherapy in patients with rectal cancer: the RadiOxCape study Ann Oncol, 2005, 16: 1898-1905.
[11] Lai LL, Fuller CD, Kachnic LA, et al. Can pelvic radiotherapy be omitted in select patients with rectal cancer? Semin Oncol, 2006, 33 (6 Suppl 11): S70-74.
[12] Tepper JE, O'Connell M. Niedzwiecki D, et al. Adjuvant therapy in

rectal cancer: analysis of stage, sex. and local control—final report of intergroup 0114. J Clin Oncol, 2002, 20: 1744 - 1750.

[13] Gunderson LL, Sargent DJ. Tepper JE, et al. Impact of T and N stage and treatment on survival and relapse in adjuvant rectal cancer a pooled analysis. J Clin Oncol, 2004, 22: 1785 - 1796.

[14] Wolmark N, Wieand HS. Hyams DM, et al. Randomized trial of postoperative adjuvant chemotherapy with or without radiotherapy for carcinoma of the rectum: National Surgical Adjuvant Breast and Bowel Project Protocol R-02. J Natl Cancer Inst, 2000; 92: 388 - 396.

[15] NCCN Clinical Practice Guidelines in Oncology Rectal Cancer V2. 2009.

[16] 崔念基,卢泰祥,邓小武,等主编. 实用临床放射肿瘤学. 广州：中山大学出版社, 2005: 505

[17] K. S. Clifford Chao, Carlos A. Perez, Luther W. Brady 著. 王淑莲, 刘跃平, 孙倩, 等译. 放射肿瘤学. 天津：天津科技翻译出版公司, 2001: 325

[18] 殷蔚伯,余子豪,徐国镇,等主编. 肿瘤放射治疗学. 第4版. 北京：中国协和医科大学出版社, 2008: 855.

[19] 万德森主编. 结直肠癌. 北京：北京大学医学出版社, 2008: 221.

13. 宫颈癌的放射治疗

13.1 治疗前检查

13.1.1 必做检查
13.1.1.1 三大常规：血常规、尿常规、大便常规。
13.1.1.2 血清学检查：肝功能、肾功能、电解质、乙肝五项、出凝血时间、HIV-Ab、梅毒血清学。
13.1.1.3 肿瘤标记物检查：SCC、CA125、CA199、CA153、CEA。
13.1.1.4 影像学检查：胸片、盆腔 MRI/CT、上下腹 MRI/CT、骨 ECT。
13.1.1.5 病理检查：病理活检明确诊断。
13.1.1.6 其他检查：心电图。

13.1.2 备选检查
胸部 CT、脑部 MRI 检查、肾盂造影、全身 PET-CT。

13.2 病理
鳞癌、腺癌、腺鳞癌、小细胞未分化癌、未分化癌等。

13.3 临床分期（补充 UICC 分期）

13.3.1 使用 2000 年 FIGO 国际临床分期法
0期：原位癌或上皮内癌（0期病例不能列入浸润癌治疗效果中）。

Ⅰ期：癌局限于宫颈（肿瘤扩展到宫体不影响分期）。

ⅠA期：肉眼未见癌灶，仅在显微镜下可见浸润癌，所有肉眼可见病灶均为ⅠB期。

ⅠA1期：间质浸润深度＜3 mm，宽度≤7 mm。

ⅠA2期：间质浸润深度3～5 mm，宽度≤7 mm。

ⅠB期：肉眼可见癌灶局限于宫颈，或者镜下病灶＞ⅠA2期。

ⅠB1期：临床癌灶体积直径≤4 cm。

ⅠB2期：临床癌灶体积直径＞4 cm。

Ⅱ期：癌灶超越宫颈，但未达盆壁。癌累及阴道，但未达阴道下1/3。

ⅡA期：无宫旁浸润。

ⅡB期：有宫旁浸润。

Ⅲ期：癌灶超越宫颈，阴道浸润已达下1/3，宫旁浸润已达盆壁。有肾盂积水或肾无功能者（非癌所致的肾盂积水及肾无功能者除外）。

ⅢA期：癌累及阴道为主，已达阴道下1/3，没有扩展到骨盆壁。

ⅢB期：癌浸润宫旁为主，已达盆壁，或有肾盂积水或肾无功能者。

Ⅳ期：癌播散超出真骨盆或癌浸润膀胱黏膜或/和直肠黏膜。

ⅣA期：癌浸润膀胱或/和直肠黏膜，和/或超出真骨盆。

ⅣB期：远处转移。

13.3.2 分期注意事项

13.3.2.1　0期是指宫颈上皮全层均有不典型细胞，但无间质浸润者。

13.3.2.2　ⅠA期应包括最小的镜下间质浸润和可测量的微小癌。ⅠA期再分为ⅠA1及ⅠA2期，目的是要进一步了解这些病变的临床行为。ⅠA1及ⅠA2期的诊断必须根据切除组织的显微镜检查结果才能确定。

13.3.2.3　临床检查难以确定宫旁组织增厚是炎症或癌症，所以规定肿瘤固定于盆壁，宫旁组织增厚为非结节状者，定为ⅡB期。

只有当宫旁组织增厚呈结节状并直接蔓延到盆壁时,才定为Ⅲ期。

13.3.2.4 凡因癌性输尿管狭窄产生肾盂积水或肾无功能时,即使局部检查属Ⅰ期或Ⅱ期,均应列为Ⅲ期。

13.3.2.5 有膀胱泡样水肿者不能列为Ⅳ期,膀胱镜检查见到隆起及沟裂时,并同时通过阴道或直肠触诊证实该隆起与沟裂与肿瘤固定时,应视为膀胱黏膜下受侵,膀胱冲洗液找到恶性细胞时,应作膀胱镜取活体组织病理检查证实。

13.3.2.6 一旦分期不能改变,除了胸片和肾盂造影可作为分期的依据,其他的影像学检查以及手术结果均不作为分期依据。

13.3.2.7 如分期有争议,以早一些的期别作为分期。

13.3.2.8 复发患者不再分期。

13.3.3 UICC 分期

TNM 的定义

原发肿瘤（T）

T_X：原发肿瘤不能确定。

T_0：未发现原发肿瘤。

T_{is}：原位癌。

T_1：癌局限宫颈（扩展至宫体需除外）。

T_{1a1}：临床前浸润癌,仅显微镜下诊断。

T_{1a2}：从上皮基底向下侵犯,深度为≤5 mm,水平扩展为≤7 mm。

T_{1b1}：肿瘤浸润＞T_{1a2}。

T_{1b2}：临床癌灶体积直径＞4 cm。

T_2：癌侵犯超出子宫颈,但未累及盆壁或阴道下 1/3。

T_{2a}：无子宫旁侵犯。

T_{2b}：有子宫旁侵犯。

T_3：癌已扩展至盆壁和/或累及阴道下 1/3 和/或引起肾盂积水或肾无功能。

T_{3a}：肿瘤侵犯阴道下方,未达盆壁。

T_{3b}：癌扩展至盆壁和/或引起肾盂积水或肾无功能。

T_4：癌侵犯膀胱或直肠黏膜和/或扩展至真骨盆外。

区域淋巴结（N）

N_x：区域淋巴结转移不能确定。

N_0：无区域淋巴结转移。

N_1：有区域淋巴结转移。

远处转移（M）

M_0：无远处转移。

M_1：有远处转移。

临床分期

0期：$T_{is}\ N_0\ M_0$

ⅠA期：$T_{1a}\ N_0\ M_0$

ⅠA1期：$T_{1a1}\ N_0\ M_0$

ⅠA2期：$T_{1a2}\ N_0\ M_0$

ⅠB期：$T_{1b}\ N_0\ M_0$

ⅠB1期：$T_{1b1}\ N_0\ M_0$

ⅠB2期：$T_{1b2}\ N_0\ M_0$

ⅡA期：$T_{2a}\ N_0\ M_0$

ⅡB期：$T_{2b}\ N_0\ M_0$

ⅢA期：$T_{3a}\ N_0\ M_0$

ⅢB期：$T_{1-3a}\ N_1\ M_0$；T_{3b}任何N M_0

ⅣA期：T_4任何N M_0

ⅣB期：任何T 任何N M_1

13.4 治疗方案

13.4.1 综合治疗总原则

13.4.1.1 ⅠA期：首选手术治疗，不能手术者采用放射治疗。

13.4.1.2 ⅠB1～ⅡA期：可选择手术或放射治疗，是否辅以化疗应参照化疗指征。

13.4.1.3 ⅡB期以上：应给予放疗为主的综合治疗；一般采用含铂类的同期放化疗，或者新辅助化疗＋同期放化疗。

13.4.2 放射治疗原则

13.4.2.1 根治性放疗：0～ⅢB期及部分盆腔器官浸润少的ⅣA期，均可接受根治性放疗。0期及ⅠA1期可腔内放疗。ⅠA2期～ⅣA期需腔内放疗配合盆腔外照射。

13.4.2.2 术前放疗：① 宫颈外生型肿瘤，体积较大者；② 宫颈癌浸润阴道上段较明显者；③ 宫颈内生型肿瘤，宫颈管明显增粗者；④ 化疗不敏感者。主要用于肿瘤较大的ⅠB2～ⅡA期，采用近距离放疗，根据肿瘤情况选择腔内照射或组织间照射。

13.4.2.3 术后放疗：① 阴道残端见癌细胞者或阴道切除长度不足者；② 盆腔淋巴结或腹主动脉旁淋巴结有癌转移者，应给予盆髂淋巴结区域或腹主动脉旁淋巴结区域外照射；③ 未行盆腔淋巴结清扫者，术后应给予盆髂淋巴结区域外照射；④ 有高危因素者（肿瘤浸润深肌层、宫旁组织见癌浸润及血管、淋巴管有癌栓），术后应行盆腔外照射。

13.4.2.4 姑息性放疗：晚期宫颈癌患者可行腔内放疗或体外照射，以达到缩小肿瘤、止血、止痛、延长生存期的目的。

13.5 放疗计划设计

13.5.1 放疗计划的靶区定义

(1) GTV：肉眼或影像学所见肿瘤范围。GTV_T代表宫颈肿物；GTV_N代表盆腔淋巴结。

(2) CTV：GTV＋亚临床病灶。CTV_T代表宫颈区域；CTV_N代表盆腔淋巴结。

(3) ITV：CTV＋器官移动。ITV_T代表宫颈区域；ITV_N代表盆腔淋巴结。

(4) PTV：ITV＋误差。

宫颈癌治疗流程图见图 13-1。

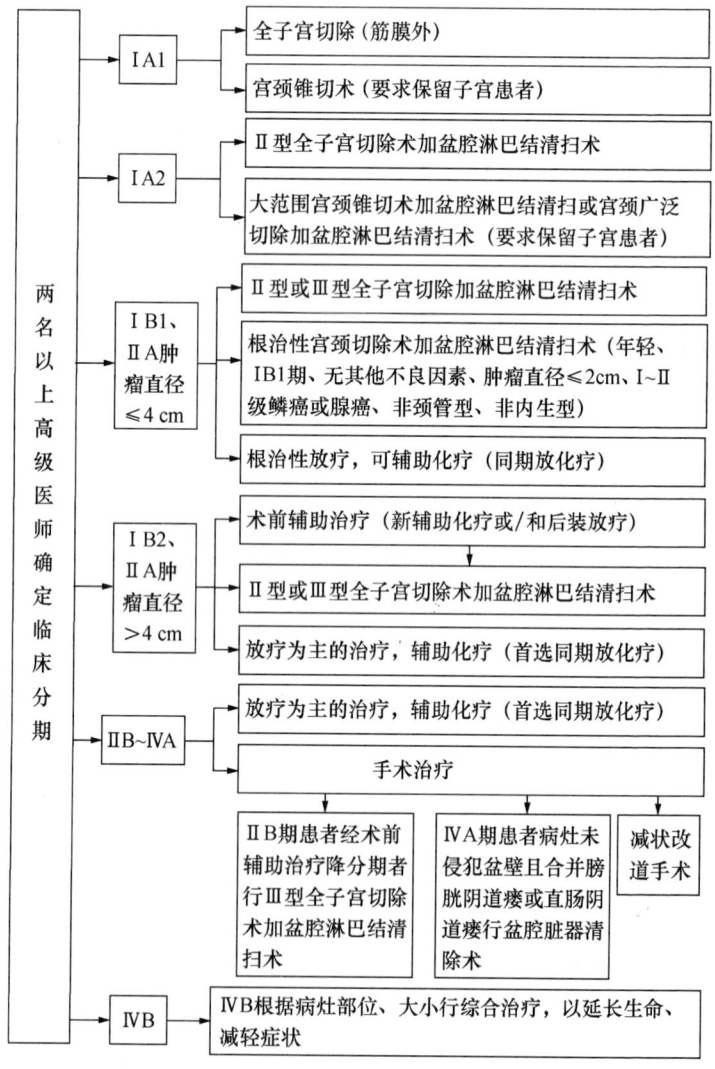

图 13-1　宫颈癌治疗流程图

13.5.2 照射野设计

体外照射主要针对盆腔转移区，其照射有效范围包括宫旁组织（子宫旁、宫颈旁及阴道旁组织）、盆腔淋巴结区域、盆壁组织以及有转移的腹主动脉旁淋巴结。

13.5.2.1 照射体位及固定：患者取俯卧位或仰卧位，双手高举过头，可以使用体部固定架或真空袋固定，可以将臀部垫高 30°使小肠照射量减少。

13.5.2.2 放射线：采用直线加速器产生的高能 X 线进行治疗，浅表部位可采用电子线照射。

13.5.2.3 照射野设置：

(1) 常规全盆腔前后照射野：上界为 L4~5 水平，下界为闭孔下缘，外界为弓状缘外 2 cm，并辅以低熔点铅或多叶光栅遮挡。

(2) 改良盆腔前后照射野：上界为 L5 下缘，下界为闭孔下缘，外界为弓状缘外 2 cm，并辅以低熔点铅或多叶光栅遮挡。

(3) 常规全盆腔侧面照射野：上界为 L4~5 水平，下界为闭孔下缘，前界为耻骨联合前缘，后界为尾骨尖前 1.5 cm，并辅以低熔点铅或多叶光栅遮挡。

(4) 改良全盆腔侧面照射野：上界为 L5 下缘，下界为闭孔下缘，前界为耻骨联合前缘，后界为尾骨尖前 1.5 cm，并辅以低熔点铅或多叶光栅遮挡。

(5) 膀胱前后照射野：上界为骶髂关节下缘，下界为闭孔下缘，外界为弓状缘。

(6) 膀胱侧面照射野：上界为骶髂关节下缘，下界为闭孔下缘，前界为耻骨联合后缘，后界为尾骨尖前 1.5 cm。

(7) 腹主动脉旁野：上界为 T12 下缘，下界为 L4 下缘，野宽 8~9 cm，以椎体前缘为中心层面，并辅以低熔点铅或多叶光栅遮挡。

(8) 包腹股沟盆腔野：上界为 L4~5 水平，下界为坐骨结节下缘下 1.5 cm，外界为髋臼外缘外 1.0 cm，并辅以低熔点铅或多叶光栅遮挡；侧野：前界为耻骨联合前缘前 1.5 cm，后界为尾骨尖前 1.5 cm。

13.5.2.4 三维放疗 GTV、CTV 按上述规定进行勾画，外照射：ITV=CTV+0.3 cm，PTV=ITV+(0.3～1.0) cm；近距离放疗：ITV=CTV、PTV=CTV+0.2 cm。

13.5.3 照射剂量及方式

13.5.3.1 根治性放疗

(1) ⅠA1 期：单纯腔内放疗，每周一次，每次 5～7 Gy，总量 50 Gy 左右。

(2) ⅠA2、ⅠB1、ⅡA 期：(肿瘤直径≤4 cm)：腔内放疗每周一次，每次 5～7 Gy，总量 50～55 Gy；体外放疗用盆腔四野盒式放疗，DT50 Gy/25 次/5～6 周，盆髂区有淋巴结残留缩野到 60 Gy，腔内放疗当天外照射只进行前后挡直肠野放疗。

(3) ⅠB2、ⅡA 期：(肿瘤直径>4 cm)：腔内放疗每周一次，每次 5～7 Gy，总量 55～60 Gy；体外放疗用盆腔四野盒式放疗，DT50 Gy/25 次/5～6 周，盆髂区有淋巴结残留缩野到 60 Gy，ⅡA 期包括双侧腹股沟淋巴结区域。

(4) ⅡB～ⅣA 期：腔内放疗每周一次，每次 5～7 Gy，总量 55～60 Gy；体外放疗用盆腔四野盒式放疗，DT50 Gy/25 次/5～6 周，盆髂区有淋巴结残留缩野到 60 Gy，阴道下 1/3 有侵犯，包括双侧腹股沟淋巴结区域，腹主动脉旁淋巴结有侵犯也扩大照射野；一般均给予辅助化疗。

化疗方式和疗程：

● 尽量选择同期放化疗：盆腔外照射期间给予 DDP 30～40 mg/m^2，每周一次（不超过 6 次）。

● 与放疗序贯进行：放疗前化疗 2～3 个疗程（期间可同时行腔内放疗），然后全量放疗，放疗结束后化疗 2 个疗程。

13.5.3.2 术前放疗：行阴道、宫腔内置管放疗或宫颈组织间插植放疗，总量 20～30 Gy。

13.5.3.3 术后放疗：

（1）阴道切除长度不足 2 cm，补充阴道腔内放疗，参考剂量 A 线（源外 2 cm）为 25～30 Gy/4～5 次。

（2）宫颈癌根治术后，病理报告残端见癌者，补充阴道腔内放疗，A 线 30～36 Gy/5～6 次。

（3）未行盆腔区淋巴结清扫者，补充盆腔淋巴结区照射，DT50～60 Gy/5～6 W。

（4）术后病理报告盆腔区淋巴结阳性，不论单双侧均行双侧盆腔淋巴结区域照射，DT50 Gy/5 W，有淋巴结有残留者，局部缩野加量至 DT60 Gy。

（5）术后病理报告肿瘤浸润间质深层、脉管见癌栓、宫旁组织受累，而盆腔区淋巴结未见癌转移者，行膀胱野照射，DT50 Gy/5 W。

13.5.3.4 姑息性放疗：根据患者具体情况，可行腔内放疗或/和体外照射，达到缩小肿瘤、止血、止痛、延长生存期的目的。

13.5.4 特殊类型宫颈肿瘤的处理

原则上由多学科会诊决定诊治方案。

13.5.4.1 宫颈小细胞癌

治疗原则：根据病情可进行手术或放疗，但各期均需辅以化疗。

13.5.4.2 宫颈癌合并妊娠的处理

结合孕期、肿瘤分期、生育愿望综合考虑是否立即终止妊娠及选择何种治疗方式（表 13-1）。

参照 WHO 子宫颈癌诊疗指南中妊娠合并子宫颈癌的处理。

表 13-1　宫颈癌合并妊娠的处理

妊娠时间	ⅠA1 和 ⅠA2 期	ⅠB 和 ⅡA 期	ⅡB 期和Ⅲ期
<12 周	全子宫切除术同非妊娠期	广泛全子宫切除或后装放疗后 2 周内清空宫内组织，行盆腔外照射	行后装放疗，自发流产并已清空宫内残留组织后行盆腔外照射
12~24 周	全子宫切除术同非妊娠期	广泛全子宫切除或后装放疗后 2 周内剖宫取出死胎，行盆腔外照射	后装放疗后 2 周内剖宫取出死胎，行盆腔外照射
24~32 周	等待至 32 周；行羊水及类固醇检查胎儿肺成熟性；处理同>32 周者	等待至 32 周；行羊水及类固醇检查胎儿肺成熟性；处理同>32 周者	等待至 32 周；行羊水及类固醇检查胎儿肺成熟性；处理同>32 周者
>32 周	剖宫产术+全子宫切除术	剖宫产术加广泛全子宫切除或剖宫产，待子宫回复后行全量放疗	剖宫产术，待子宫回复后行全量放疗

13.5.5　复发癌的处理

原则上经全组医生讨论后决定。

13.5.5.1　术后复发癌的治疗

（1）一般选择放疗，并行同期化疗（DDP 40 mg/m^2/w）。

（2）如病灶局限在盆腔，未达盆壁，特别是有瘘管存在的患者，可行盆腔脏器清除术。

13.5.5.2　放疗后复发癌的治疗

（1）根据复发或未控情况，可选择全身或局部动脉灌注化疗。

（2）部分患者可行手术治疗，术后辅以化疗。

● 单纯全子宫切除术：中央型复发且双侧宫颈主韧带软，允许行子宫切除术。

● 盆腔脏器清除术：估计可切除的浸润到膀胱或直肠的中央

型复发；没有腹腔内或盆腔外扩散；在盆壁与肿瘤间有可以切割的空间。

（3）能否再放射治疗需经多学科讨论决定。

13.5.6 不规范治疗后的补充治疗

13.5.6.1 对ⅠA2期及以上浸润性癌仅行全子宫切除术，补救措施可选择放射治疗（腔内放疗＋盆腔外照射）。

13.5.6.2 对ⅠA2期及以上浸润性癌行全子宫切除术＋盆腔淋巴结清扫者，补救措施可选择：

（1）盆腔淋巴结阳性：腔内放疗＋盆腔大野外照射。
（2）盆腔淋巴结阴性：腔内放疗＋膀胱野外照射。

13.5.6.3 其他不规范治疗后情况全科讨论后决定治疗方案。

13.6 治疗中疗效评估

13.6.1 疗效评价
参照WHO肿瘤治疗结果报告标准或RESIST标准。

13.6.2 治疗毒性评价
参照CTCAE 3.0和SOMA标准。

13.6.3 手段和时机
体检每周一次，MRI/CT、肿瘤标记物，一般在放疗结束时进行。

13.7 随访内容

13.7.1 随访间隔
第1年，每1～2个月一次。
第2～3年，每3个月一次。
第3年后，每6个月一次。
第5年后，每年一次。

13.7.2 随访内容

了解症状，并进行体检、肿瘤标记物检测、影像学检查及阴道细胞学检查。

13.7.2.1 每次询问症状、进行体检。

13.7.2.2 每 3~6 个月检测肿瘤标记物。

13.7.2.3 每 6~12 个月复查胸片、B 超一次。

13.7.2.4 有条件者每年复查盆腹 CT、MRI 一次，直至 5 年。

13.7.2.5 可选择行宫颈或阴道细胞学检查，每 6 个月一次；可选择行 HPV 检查，每年一次。

参考文献

[1] Benedet JL, Bender H, Jones H 3rd, et al. FIGO staging classifications and clinical practice guideline in the management of gynecologic cancer. FIGO Committee on Gynecologic Onology. Int J Gynecol Obstet, 2000, 70: 209-262.

[2] Landoni F, Maneo A, Colombo A, et al. Randomized study of radical surgery vs. radiotherapy for stage Ib-Iia cervical cancer. Lancet, 1997, 350: 535-540.

[3] Rose PG, Ali S, Watkins E, et al. Long-term follow-up of a randomized trial comparing concurrent single agent cisplatin, cisplatin-based combination chemotherapy, or hydroxyurea during pelvic irradiation for locally advaced cervical cancer: a Gynecologic Oncology Group Study. J Clin Oncol, 2007, 25 (19): 2804-2810.

[4] Monk BJ, Tewari KS, Koh W-J. Multimodality therapy for locally advanced cervical carcinoma: state of the art and future directions. J Clin Oncol, 2007, 25: 2952-965.

[5] 宫颈癌临床实践指南（中国版）. 2008.（源自 NCCN 英文版. V.1. 2008）.

[6] Ahamad A, D'Souza W, Salehpour M, et al. Intensity-modulated radiation therapy after hysterectomy: comparison with conventional treatment

and sensitivity of the normaltissue-sparing effect to margin size. Int J Radiat Oncol Biol Phys, 2005, 62: 1117-1124.

[7] Uno T, Ito H, Isobe K, et al. Postoperative pelvic radiotherapy for cervical cancer patients with positive parametrial invasion. Gynecol Oncol, 2005, 96: 335-340.

[8] Van de Bunt L, Van der Heide UA, Ketelaars M, et al. Conventional, conformal, and intensity-modulated radiation therapy treatment planning of external beam radiotherapy for cervical cancer: the impact of tumor regression. Int J Radiat Oncol Biol Phys, 2006, 64 (1): 189-196.

[9] Umanzor J, AguiluzM, Pineda C, et al. Concurrent cisplatin/gemcitabine chemotherapy along with radiotherapy in locally advanced cervical carcinoma: a phase II trial. Gynecol Oncol, 2006, 100 (1): 70-75.

[10] Miglietta L, Franzone P, Centurioni MG, et al. A phase II trial with cisplatin-paclitaxel cytotoxic treatment and concurrent external and endocavitary radiation therapy in locally advanced or recurrent cervical cancer. Oncology, 2006, 70 (1): 19-24.

[11] Amercian College of Obstetricians and Gynecologists. ACOG practice bulletin. Diagnosis and treantment of cervical carcinomas. Number 35, May 2002. Int J Gynaecol Obestet, 2002, 78: 79-91.

[12] Jemal A, Siegel R, Ward E, et al. Cancer Statistics, 2007, CA Cancer J Clin 2007; 57: 43-66.

14. 霍奇金淋巴瘤的放射治疗

14.1 治疗前检查

14.1.1 必做检查
14.1.1.1 三大常规：血常规、尿常规、大便常规。
14.1.1.2 红细胞沉降率（血沉）。
14.1.1.3 肝功能、白蛋白、LDH。
14.1.1.4 血尿素氮、肌酐。
14.1.1.5 对育龄女性需做妊娠试验。
14.1.1.6 胸部 X 线。
14.1.1.7 胸部/腹部/盆腔 CT。
14.1.1.8 PET 扫描，特别是 CT 可疑病灶。
14.1.1.9 骨髓活检（ⅠB～ⅡB 期和Ⅲ～Ⅳ期）。

14.1.2 备选检查
14.1.2.1 拟行颈部放疗者应行颈部 CT 扫描。
14.1.2.2 检查排出物的有关成分。
14.1.2.3 肺功能试验，双肺一氧化碳弥散功能测试。

14.2 病理

14.2.1 淋巴结切除活检

14.2.2 免疫组化
对经典型则非必须检查项目。

14.2.3 结节性淋巴细胞
结节性淋巴细胞为主型应检测 CD3、CD15、CD20、CD21、

CD30、CD57。

14.2.4 经典型推荐检测

经典型推荐检测 CD3、CD15、CD20、CD30、CD45。

14.2.5 2001 年 WHO 霍奇金淋巴瘤分类

A. 结节性淋巴细胞为主型；B. 经典型霍奇金淋巴瘤，包括富于淋巴细胞型、结节硬化型（1级和2级）、混合细胞型和淋巴细胞削减型。

14.3 分期

14.3.1 Ann/Arbor 分期系统

淋巴瘤的准确分期与治疗方案的拟订及预后均密切相关，需采取全面、细致的检查、诊断步骤，并按程序有计划地进行。目前国内外广泛采用的恶性淋巴瘤临床分期标准是 Ann/Arbor 分期系统，Cotswolds 修订版。

Ⅰ期：单一淋巴结区或淋巴结样结构（如脾、胸腺、韦氏环）受侵（Ⅰ）；或单一结外器官或部位受侵（ⅠE）。

Ⅱ期：横膈同侧两个或两个以上淋巴结区受侵；或一个结外器官或部位局部连续性受侵合并一个或多个区域淋巴结受侵（ⅡE）。淋巴结受侵的数目用下标注明（如Ⅱ$_3$）。

Ⅲ期：横膈两侧多个淋巴结区受侵，可伴有单个邻近结外器官或部位局限侵犯（ⅢE），或伴有脾侵犯（ⅢS），或伴有单个结外及脾侵犯（ⅢE+S）。

Ⅳ期：同时伴有远处一个或多个结外器官广泛受侵。

注：X 肿块>10 cm 或大纵隔。E 单纯结外组织受侵，或淋巴结侵及邻近器官或组织。

A 无全身症状。B 不明原因的在半年内体重减轻>10%，或不明原因的发热>38℃连续3天以上，或盗汗。

14.3.2 淋巴受侵区域的定义

Ann Arbor 分期将淋巴区域定义为：① 韦氏环；② 耳前、枕后、颈部和锁骨上淋巴结；③ 锁骨下淋巴结；④ 纵隔淋巴结；⑤ 肺门淋巴结；⑥ 腋窝和胸部淋巴结；⑦ 滑车上淋巴结；⑧ 脾；⑨ 腹主动脉旁淋巴结；⑩ 肠系膜淋巴结；⑪ 盆腔淋巴结；⑫ 腹股沟和股三角淋巴结；⑬ 腘窝淋巴结。根据淋巴区域的定义，将对称部位考虑为不同的区域或部位。

14.3.3 预后不良因素

14.3.3.1 局限期

（1）巨大肿块：a. 纵隔肿块（后前位胸片）$\frac{\text{肿块最大径}}{\text{胸腔最大横径}} > \frac{1}{3}$ b. 其他部位肿块 $>10\,cm$（CT）；（2）红细胞沉降率 $\geqslant 50\,mm$；（3）超过 3 个部位；（4）B 症状；（5）$\geqslant 2$ 个结外侵犯。

14.3.3.2 进展期（国际预后评分，IPS）：

（1）白蛋白 $<4\,g/dl$；（2）血红蛋白 $<10.5\,g/dl$；（3）男性；（4）年龄 $\geqslant 45$ 岁；（5）Ⅳ期；（6）白细胞增多（$>15\,000/mm^3$）；（7）淋巴细胞减少（$<8\%$ 或 $<600/mm^3$）。

注：每个因素各占 1 分，$\geqslant 3$ 分为预后不良。

14.4 治疗方案

14.4.1 经典型霍奇金淋巴瘤

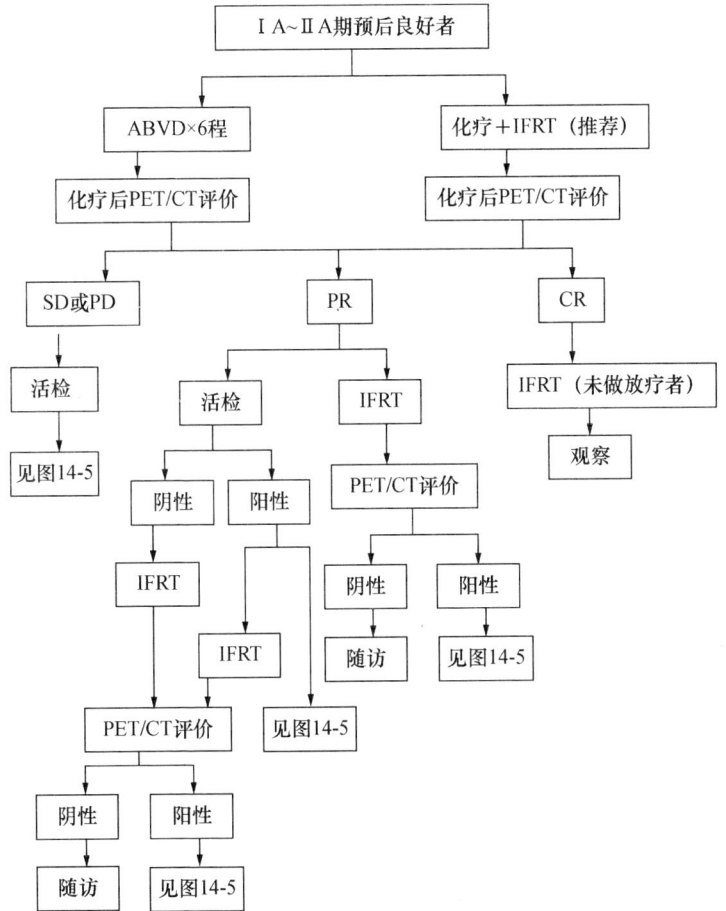

图 14-1 经典型霍奇金淋巴瘤ⅠA～ⅡA期预后良好者治疗流程图
 注：IFRT为累及野放疗（仅照射受累的淋巴结区）

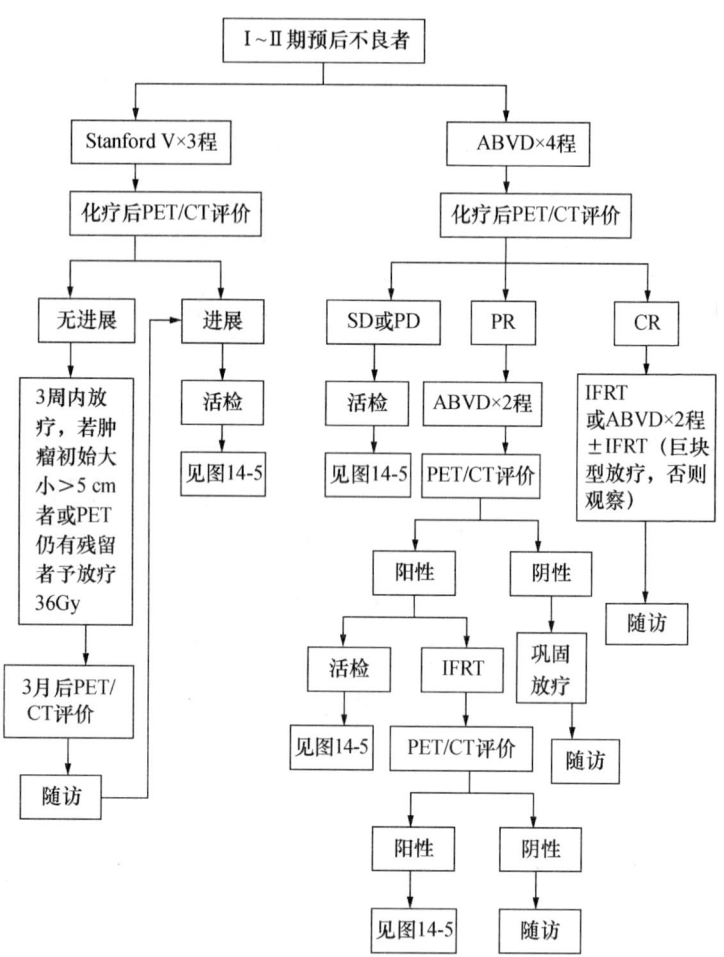

图 14-2 经典型霍奇金淋巴瘤Ⅰ～Ⅱ期预后不良者治疗流程图

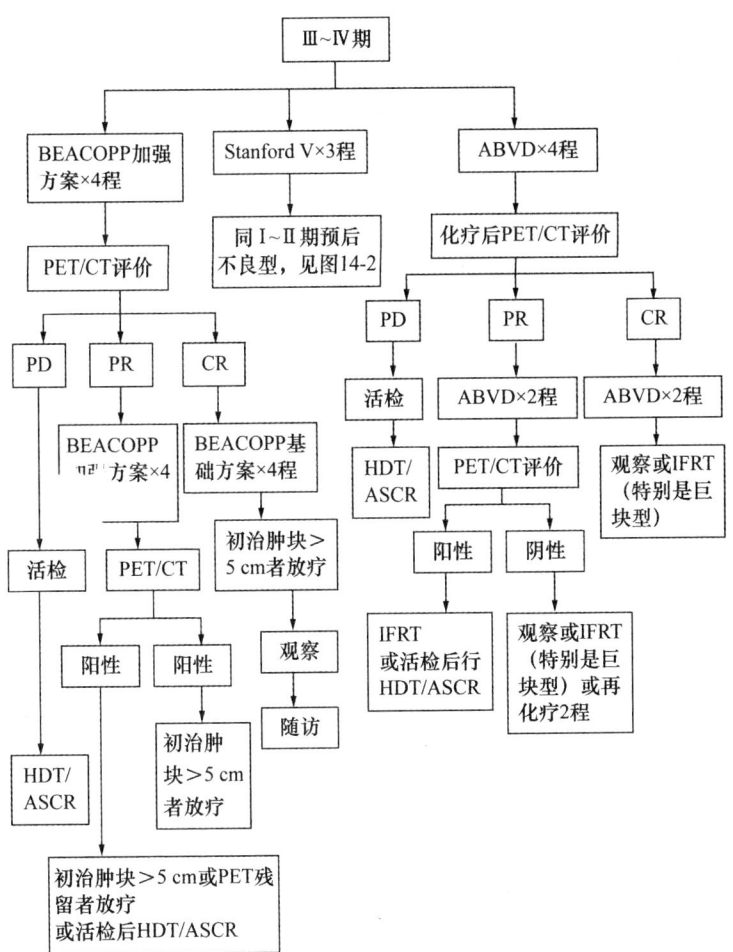

图 14-3 经典型 Ⅲ～Ⅳ 期治疗流程图

注：HDT/ASCR 为高剂量化疗和自体造血＋细胞解救。

14.4.2 结节性淋巴细胞为主型

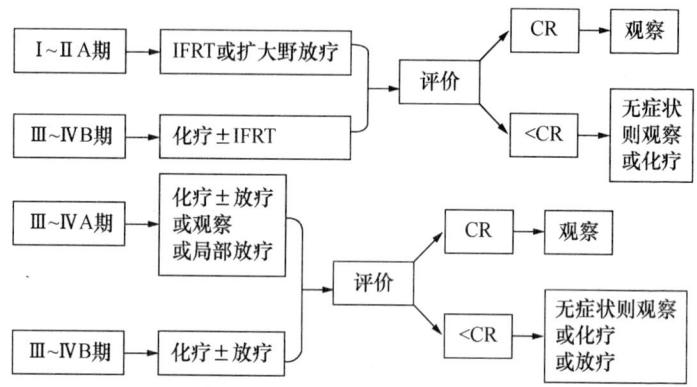

图 14-4 淋巴细胞为主型治疗流程图

注：扩大野放疗包括受累及其邻近的淋巴结区。

14.4.3 进展或复发治疗流程（经典型）

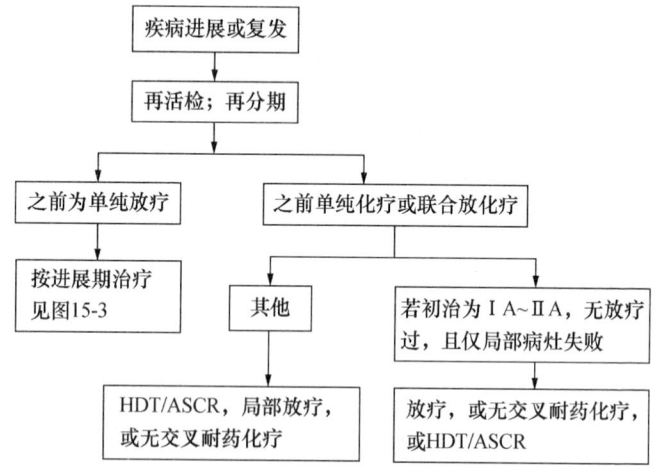

图 14-5 经典型霍奇金淋巴瘤疾病进展或复发治疗流程图

14.5 放疗计划设计

14.5.1 照射野设计

霍奇金淋巴瘤的放疗一般采用多野等中心定位技术进行放疗。霍奇金淋巴瘤的照射野包括全淋巴结照射、次全淋巴结照射、扩大野照射、累及野照射及局部照射。全淋巴结照射包括斗篷野、锄形野和盆腔野，后两者合称倒"Y"野。次全淋巴结照射包括斗篷野和锄形野。扩大野包括受累淋巴结区及其邻近的淋巴结区。累及野仅照射受累淋巴结区。局部照射为阳性病灶局部照射。在综合治疗中常采用累及野照射，实际上的累及野往往是经典的大面积不规则野的一部分。

斗篷野照射范围包括颈部、锁骨上下、腋窝、纵隔、隆突下和肺门淋巴结。在定位片上勾画照射野上下界、射野中心和摆位标志，要保护的重要器官主要包括双侧肺、喉、脊髓和肱骨头。上界：下颌骨体 1/2 与耳垂或乳突尖连线，大致垂直于床面。外界：双侧肱骨头外缘。下界：第 10 胸椎体下缘。若肿瘤位于下纵隔则于肿瘤下扩 5 cm。肺部挡块范围应于纵隔周围扩 1 cm。小斗篷野是指在斗篷野的基础上不做腋窝或纵隔照射。

锄形野靶区包括脾、脾血管和腹主动脉旁淋巴结。射野上界为第 10 胸椎体下缘，下界为第 4 腰椎体下缘，两侧界之间包括腹主动脉旁淋巴结，一般为 9~10 cm 宽。

盆腔野靶区包括髂血管旁淋巴结、腹股沟和股三角淋巴结。射野上界位于第 4 腰椎体下缘，左右各旁开 4~5 cm，与髋臼外缘连线，垂直向下至耻骨联合下缘 7 cm。内界上缘位于耻骨联合上缘，向下沿闭孔内缘垂直向下。盆腔野照射时要注意保护双侧睾丸。绝经前女性慎做盆腔野放疗。为避免辐射相关性闭经，治疗前可考虑行保护性卵巢固定术。

累及野照射应该包括整个受侵的淋巴结区域。纵隔受侵时，纵隔和双侧肺门应作为一个整体，累及野照射包括纵隔和肺门。根据淋巴结区域概念，一侧颈部和锁骨上淋巴结考虑为一个淋巴结区，而腹股沟和股三角考虑为一个淋巴结区，累及野照射应包括整个区域。当采用综合治疗时，其照射范围可适当调整。比如，单一锁骨上侵犯时没必要照射全颈；上纵隔侵犯时锁骨上区也常包在射野内；腹股沟和股三角受累时部分髂淋巴结也需照射。

14.5.2 照射剂量

对巨块型所有分期患者，联合ABVD化疗者其放射剂量为30～36 Gy，联合Stanford V化疗者放疗36 Gy；Ⅰ～Ⅱ期的非巨块型患者ABVD化疗者放疗剂量为30 Gy。联合Stanford V化疗者亦为30 Gy。

ⅠB～ⅡB期非巨块型及Ⅲ～Ⅳ期巨块型、非巨块型患者联合BEACOPP化疗，放疗剂量为30～40 Gy。

单独放疗时（不常用，除了淋巴细胞为主型）放射剂量为：受累区30～36 Gy，未受累区25～30 Gy。

对于儿童患者，为了尽量减少放疗所致的生长发育反应，放疗剂量尽量控制在15～25 Gy。

14.6 其他治疗方式的选择

14.6.1 化疗方案

14.6.1.1 MOPP方案：氮芥 6 mg/m^2，d1、8；长春新碱 1.4 mg/m^2，d1、8；丙卡巴肼 100 mg/m^2，d1～14；泼尼松 40 mg/m^2，d1～14。

14.6.1.2 ABVD方案：阿霉素 25 mg/m^2，d1、15；博莱霉素 10 mg/m^2，d1、15；长春碱 6 mg/m^2，d1、15；达卡巴嗪 375 mg/m^2，d1、15。

14.6.1.3 Stanford V方案：阿霉素 25 mg/m^2，d1、15；博

莱霉素 5 mg/m², d8、22；长春碱 6 mg/m², d1、15；氮芥 6 mg/m², d1；长春新碱 1.4 mg/m², d8、22；依托泊苷 60 mg/m², d15、16；泼尼松 40 mg/m²，隔天 1 次。

14.7 疗效评价

14.7.1 完全缓解（CR）

CR 是指治疗前出现的所有可测量临床病灶和疾病相关症状完全消失。对于结节性肿块若治疗前为 FDG 高亲和性或 PET 阳性，则治疗后需任何大小残留病灶的 PET 为阴性；若 FDG 亲和性不定或 PET 阴性，则治疗后 CT 显示病灶缩至正常大小。对于治疗前＞1.5 cm 的结节，其最大横径≤1.5 cm；治疗前最长轴在 1.1～1.5 cm，且最短轴大于 1.0 cm 的结节，治疗后其最短轴需≤1.0 cm。

对于肝、脾大者，治疗后应体检不能触及，且淋巴瘤相关结节消失。

若骨髓侵犯者，需重复活检以排除；如果骨髓标本的形态学不能确诊，需要免疫组化结果阴性。

14.7.2 CRu

上述 CR 定义和以下 PR 定义排除了 CRu 这一范畴。

14.7.3 部分缓解（PR）

PR 是指可测量病灶缩小，且没有新病灶。对于结节性肿块而言应 6 个最大病灶最大垂直径乘积之和（SPD）缩小≥50%，其他结节大小未增加。

治疗前 FDG 高亲和性或 PET 阳性者，治疗后至少有 1 个或多个原受累部位 PET 阳性；若治疗前 FDG 亲和性不定或 PET 阴性，则通过 CT 评价显示病灶缩小。

肝、脾结节的 SPD（或单个结节最大横径）缩小≥50%；肝、脾应没有增大。

如果治疗前骨髓标本阳性,则不作为疗效判断标准。对于阳性标本的细胞类型应该明确。符合上述 CR 标准但骨髓形态学显示持续侵犯者,应视为 PR。

14.7.4 疾病稳定(SD)

SD 指未达 CR 或 PR,且不符合疾病进展(PD)标准。

结节性肿块者若治疗前为 FDG 高亲和性或 PET 阳性,治疗后原病灶仍为 PET 阳性,CT 或 PET 显示没有新病灶;若 FDG 亲和性不定或 PET 阴性,CT 显示原病灶大小没有改变。

14.7.5 疾病复发(CR 后)或疾病进展(PD)

任何新增加的病灶或原病灶直径增大$\geqslant 50\%$,即使其他病灶缩小。

结节性肿块者应符合在治疗中或治疗结束时出现任何径线$>1.5\ cm$ 的新病灶,或多个病灶 SPD 增大$\geqslant 50\%$;或治疗前短径$>1\ cm$ 的单病灶的最大径增加$\geqslant 50\%$。治疗前 FDG 高亲和性或 PET 阳性病灶在治疗后 PET 阳性。

肝、脾的任何病灶 SPD 增大$> 50\%$。

骨髓活检显示新发或复发。

14.8 随访内容

14.8.1 随访次数

前 1~2 年应每 2~4 个月随访一次。

3~5 年内应每 3~6 个月随访一次。

14.8.2 血常规、红细胞沉降率(初治有升高者)

前 1~2 年应每 2~4 个月检查一次,3~5 年内应每 3~6 个月检查一次。接受过颈部放疗者应每年至少查一次甲状腺生长刺激激素(TSH)。

14.8.3 胸片或胸部 CT

在前 2~5 年应每 6~12 个月复查一次。腹部或盆腔 CT 在前 2~3 年应每 6~12 个月复查一次。

14.8.4 同时需注意以下问题

生育能力、健康习惯、社会心理问题、心血管疾病、乳腺自我检查以及患皮肤癌的危险。

14.8.5 PET/CT 由于存在假阳性，不应作为常规扫描

治疗策略的决定不应单纯凭 PET/CT 扫描结果，还应结合临床以及病理检查。

参考文献

[1] Carbone PP, Kaplan HS, Musshoff K, et al. Report of the Committee on Hodgkin disease staging classification. Cancer Res, 1971, 31 (11): 1860-1861.

[2] Hasenclever D, Diehl V. A prognostic score for advanced Hodgkin disease: international prognostic factors project on advanced Hodgkin disease. N Engl J Med, 1998, 339: 1506-1514.

[3] The National Cancer Center Network (NCCN) clinical practice guidelines in oncology (v. 2. 2009): Hodgkin Disease/Lymphoma.

[4] Edward C. Halperin, Carlos A. Perez, Luther W. Brady. Perez and Brady's principles and practice of radiation oncology, 5th Edition. 2008. pp, 1728-1729.

[5] 崔念基,卢泰祥,邓小武. 实用临床放射肿瘤学. 广州: 中山大学出版社, 2005: 690.

[6] Yahalom J, Hoppe RT, Mauch PM. Principles and techniques of radiation therapy for Hodgkin lymphoma//Hoppe RT, Armitage JA, Diehl V, et al., eds. Hodgkin lymphoma. Philadelphia: Lippincott Williams & Wilkins press, 2007: 177-188.

[7] Homing SJ, Hoppe RT, Advani R, et al. Efficacy and late effects of

Stanford V chemotherapy and radiotherapy in untreated Hodgkin's disease: mature data in early and advanced stage patients [abstract]. Blood, 2004, 104: Abstract 308.

[8] Diehl V, Brillant C, Engert A, et al. HD10: investigating reduction of combined modality treatment intensity in early stage Hodgkin's lymphoma. Interim analysis of a randomized trail of the German Hodgkin Study Group (GHSG). J Clin Oncol (Meeting Abstracts), 2005, 23 (16_suppl): 6506.

[9] Bruce D. Cheson, Beate Pfistner, Malik E. Juweid, et al. Revised response criteria for maligant lymphoma. J Clin Oncol, 2007, 25 (5): 579-586.

15. 非霍奇金淋巴瘤的放射治疗

15.1 治疗前检查项目

15.1.1 必做检查

15.1.1.1 三大常规:血常规、尿常规、大便常规。

15.1.1.2 LDH。

15.1.1.3 尿酸。

15.1.1.4 全套代谢指标检查。

15.1.1.5 乙型肝炎相关检测,特别是拟使用利妥昔单抗者。

15.1.1.6 HIV检测。

15.1.1.7 胸部X线。

15.1.1.8 胸部/腹部/盆腔CT。

15.1.1.9 单侧或者双侧骨髓活检(1~2 cm)±涂片。

15.1.1.10 腰椎穿刺。

15.1.2 备选检查

15.1.2.1 β_2-微球蛋白。

15.1.2.2 PET或PET/CT扫描。

15.1.2.3 测定心脏射血分数:MUGA扫描或者超声心动图。

15.1.2.4 消化道内镜检查(套细胞淋巴瘤、胃MALT淋巴瘤)。

15.1.2.5 幽门螺杆菌的进一步检查(胃MALT淋巴瘤)。

15.2 病理

15.2.1 至少需要对一个肿瘤组织的石蜡块的所有切片进行血液病理学检查。

如果认为样本组织不能确诊,则需要重新活检。

15.2.2 确诊所需的免疫表型指标
包括石蜡切片及流式细胞学分析细胞表面标志。

15.2.3 进一步免疫组化研究以明确淋巴瘤亚型
包括石蜡切片及冰冻切片。

15.2.4 分子遗传学分析检测抗原受体基因重排

15.2.5 细胞遗传学或 FISH

15.2.6 WHO 非霍奇金淋巴瘤分类
见表 15-1。

表 15-1 非霍奇金淋巴瘤的 WHO 分类建议 (2008)

成熟（外周）B 细胞来源淋巴瘤	成熟（外周）T 细胞来源淋巴瘤
慢性淋巴细胞白血病/小淋巴细胞性淋巴瘤	T 细胞前淋巴细胞白血病
B 细胞前淋巴细胞白血病	T 细胞大颗粒淋巴细胞白血病
脾 B 细胞边缘带淋巴瘤	侵袭性 NK 细胞白血病
毛细胞白血病	儿童系统性 EB 病毒阳性 T 细胞淋巴增殖性疾病
脾 B 细胞淋巴瘤/白血病，无法分类	种痘水疱病样淋巴瘤
淋巴浆细胞淋巴瘤	成人 T 细胞白血病/淋巴瘤
重链病	结外 NK/T 细胞淋巴瘤，鼻型
浆细胞骨髓瘤	肠病相关 T 细胞淋巴瘤
骨孤立性浆细胞瘤	肝脾 T 细胞淋巴瘤
骨外浆细胞瘤	皮下脂膜炎样 T 细胞淋巴瘤
黏膜相关淋巴组织结外边缘带淋巴瘤 (MALT)	蕈样霉菌病
	Sezary 综合征
结内边缘带淋巴瘤	原发皮肤 CD30$^+$ T 细胞增殖性疾病
滤泡性淋巴瘤	
原发皮肤滤泡中心淋巴瘤	原发皮肤 γδT 细胞淋巴瘤
套细胞淋巴瘤	外周 T 细胞淋巴瘤，非特殊类型
弥漫大 B 细胞淋巴瘤 (DLBCL)，非特殊类型	血管免疫母细胞 T 细胞淋巴瘤
	ALK 阳性间变性大细胞淋巴瘤

续表

成熟（外周）B 细胞来源淋巴瘤	成熟（外周）T 细胞来源淋巴瘤
慢性炎症相关 DLBCL 淋巴瘤样肉芽肿 原发纵隔（胸腺）大 B 细胞淋巴瘤 血管内大 B 细胞淋巴瘤 ALK 阳性大 B 细胞淋巴瘤 浆母细胞淋巴瘤 起源于 HHV8 相关的多中心 Castleman 病 大 B 细胞淋巴瘤 原发渗出性淋巴瘤 Burkitt 淋巴瘤 不能分类的 B 细胞淋巴瘤，特征介于 DLBCL 和 Burkitt 淋巴瘤之间 不能分类的 B 细胞淋巴瘤，特征介于 DLBCL 和经典霍奇金淋巴瘤之间	

15.3 分期

15.3.1 不同分期系统

非霍奇金淋巴瘤的分期与霍奇金淋巴瘤分期方法一致，仍按照 Ann/Arbor 分期系统，详见霍奇金淋巴瘤分期。胃 MALT 淋巴瘤尚没有统一的分期方案，各不同分期系统的比较见表 15-2。

表 15-2 胃 MALT 淋巴瘤不同分期系统比较

胃肠淋巴瘤 Lugano 分期		胃淋巴瘤 TNM 分期	Ann Arbor 分期	肿瘤范围
Ⅰ 期	局限于胃肠道（原发单个或多个，非毗邻）	$T_1 N_0 M_0$	I_E	黏膜，黏膜下层
		$T_2 N_0 M_0$	I_E	肌层
		$T_3 N_0 M_0$	I_E	浆膜层

续表

胃肠淋巴瘤 Lugano 分期		胃淋巴瘤 TNM 分期	Ann Arbor 分期	肿瘤范围
Ⅱ期	侵犯腹部			
	Ⅱ1=局部淋巴结侵犯	$T_{1-3}N_1M_0$	Ⅱ$_E$	胃旁淋巴结
	Ⅱ2=远处淋巴结侵犯	$T_{1-3}N_2M_0$	Ⅱ$_E$	远处淋巴结
ⅡE期	邻近器官或组织浆膜侵犯	$T_4N_0M_0$	Ⅰ$_E$	侵犯邻近组织结构
Ⅳ期	广泛淋巴结外侵犯或横膈上淋巴结侵犯	$T_{1-4}N_3M_0$	Ⅲ$_E$	横膈上下都有侵犯/远处转移（如骨髓或淋巴结外部位侵犯）
		$T_{1-4}N_{0-3}M_1$	Ⅳ$_E$	

15.3.2 淋巴受侵区域的定义

见霍奇金淋巴瘤章节。

15.3.3 预后不良因素

非霍奇金淋巴瘤的国际预后指数（IPI）对制订治疗方案和预后评价具有指导意义，包括年龄、体力状态、临床分期、血清 LDH 水平和结外器官受侵，见表 15-3、15-4。

表 15-3 国际预后指数

预后分级	评分值
低危	0 或 1
低/中危	2
中/高危	3
高危	4 或 5

注：（评分项目每项 1 分）年龄>60 岁；血清 LDH>正常值的 1 倍；行为状态评分 2~4 分；Ⅲ或Ⅳ期；结外受累部位>1 个。

表 15-4 经年龄校正的国际预后指数（aaIPI）

预后分级	评分值
低危	0
低/中危	1
中/高危	2
高危	3

注：（患者≤60岁的评分项目每项1分）Ⅲ或Ⅳ期；血清LDH＞正常值的1倍；行为状态评分2～4分。

滤泡性淋巴瘤采用专门的GELF标准及FLIPI标准：

(1) GELF标准：受累淋巴结区≥3个，直径均≥3 cm；任何淋巴结或者结外瘤块直径≥7 cm；B症状；脾大；胸腔积液或者腹水；血细胞减少（白细胞＜1.0×10^9/L 和/或血小板＜100×10^9/L）；白血病（恶性细胞＞5.0×10^9/L）。

(2) FLIPI标准：年龄≥60岁；Ann Arbor分期 Ⅲ～Ⅳ期；血红蛋白水平＜12 g/dl；血清LDH＞正常上限（ULN）；受累淋巴结区的数量≥5。FLIPI的预后分级见表15-5。

表 15-5 FLIPI的预后分级

预后分级	危险因素数量（个）
低危	0～1
中危	2
高危	≥3

15.4 治疗方案

NHL具体的治疗原则根据患者临床分期及病理类型而定，结合发病部位、IPI、分子生物学特征等因素，合理、有计划地综合应用现有的治疗手段，以期较大幅度地提高患者的治愈率,延长生存期,改善生活质量。各型淋巴瘤的治疗流程图见图 15-1～15-5。

15.4.1 弥漫大 B 细胞淋巴瘤

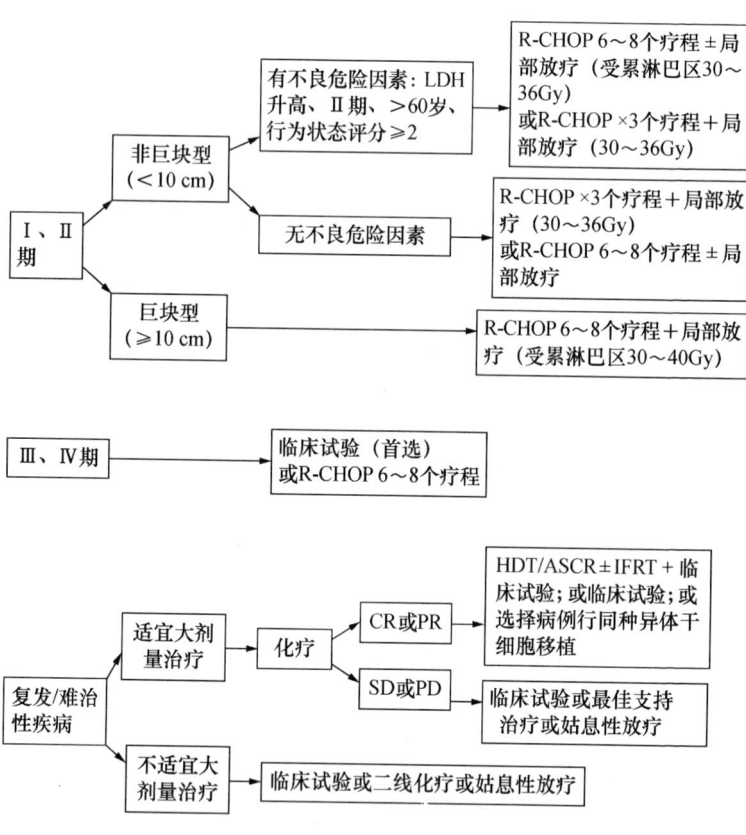

图 15-1 弥漫大 B 细胞淋巴瘤治疗流程图

15.4.2 滤泡性淋巴瘤

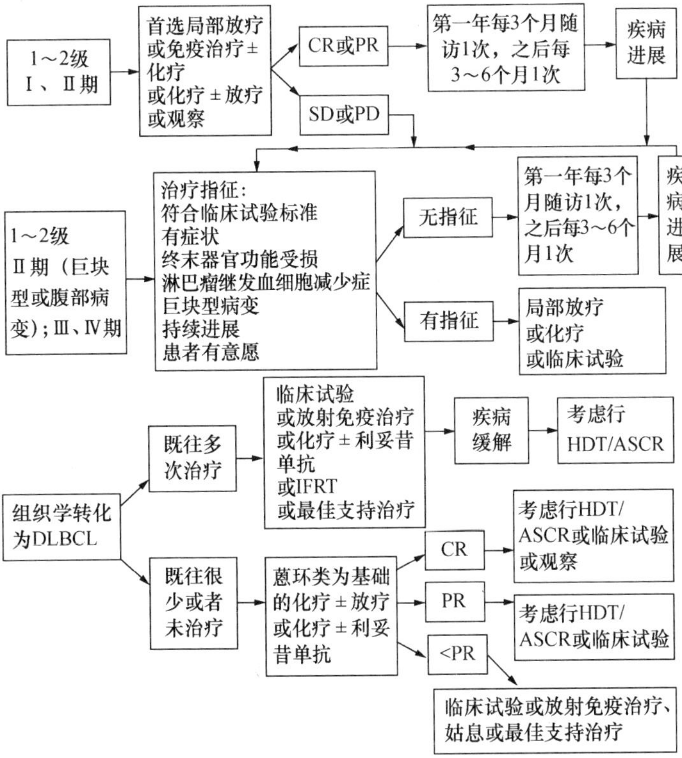

图 15-2 滤泡性淋巴瘤治疗流程图

15.4.3 套细胞淋巴瘤

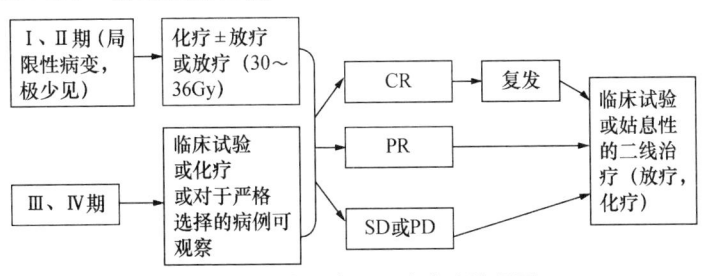

图 15-3 套细胞淋巴瘤治疗流程图

15.4.4 胃 MALT 淋巴瘤

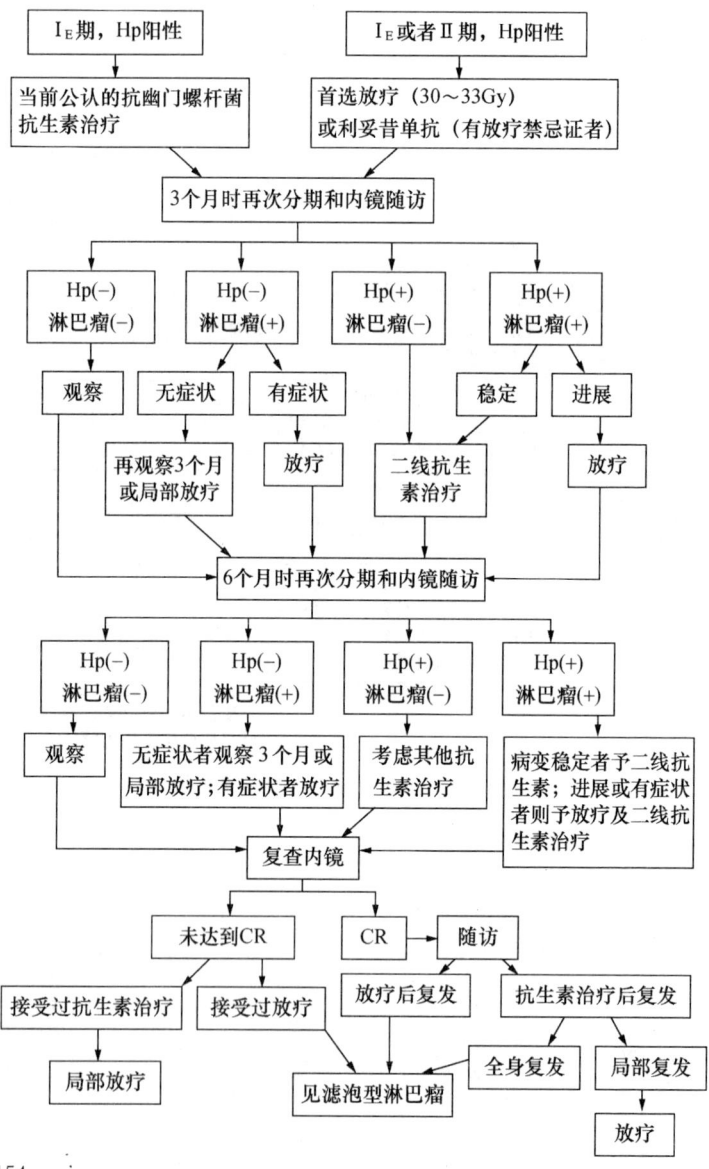

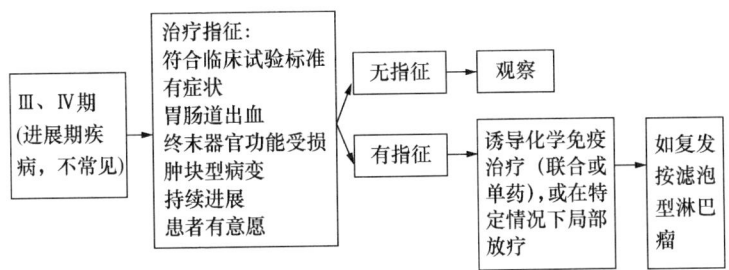

图15-4　胃MALT淋巴瘤治疗流程图

15.4.5　非胃MALT淋巴瘤

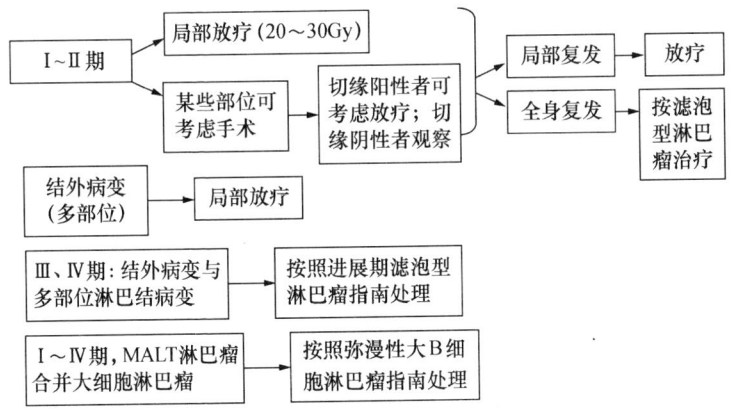

15.4.6　外周T细胞淋巴瘤

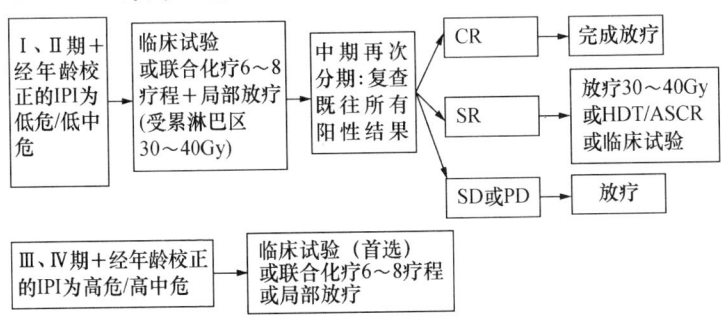

图15-5　非胃MALT淋巴瘤治疗流程图

其中鼻腔 NK/T 细胞淋巴瘤：无不良预后因素的局限 I_E 期建议单纯放疗，I_E 期伴有不良预后因素和 II_E 期建议放疗后化疗。Ⅲ、Ⅳ期应以化疗为主，辅以原发部位放疗。

放疗应为累及野照射，不作颈部预防照射。照射剂量为 50～55 Gy，肿瘤残留时应补量照射 10～15 Gy。

15.4.7 原发性中枢神经系统淋巴瘤（PCNSL）

治疗见图 15-6。

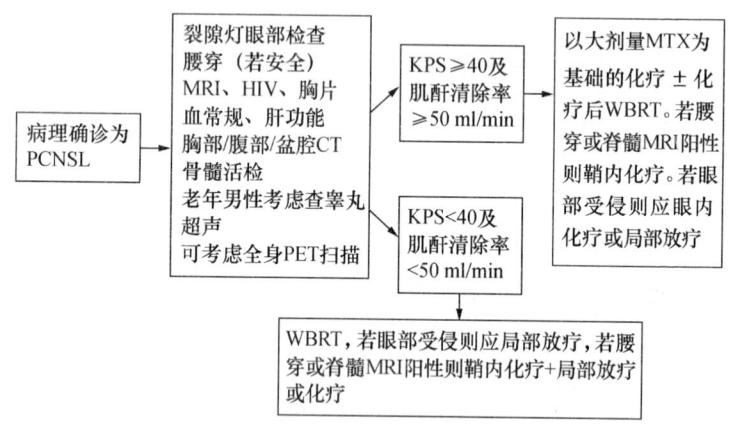

图 15-6 原发性中枢神经系统淋巴瘤治疗流程图

15.5 放疗计划设计

15.5.1 放疗计划的靶区定义

见"霍奇金淋巴瘤"章节。

15.5.2 照射野设计

原发于 Waldeyer 环的 NHL 典型的照射靶区包括双侧扁桃体窝、鼻咽腔、舌根、软腭和双侧全颈、锁骨上下区淋巴结。常用的照射野是双颞侧的面颈联合野与双侧中下颈、锁骨上下区的前野，如病变累及后鼻孔、鼻腔可考虑加鼻前野。

胸部的 NHL 照射常用的技术包括斗篷野、改良的斗篷野和纵隔的累及野。由于照射野的不规则和组织轮廓的差异，需要制作个体化的挡铅以遮挡肺和心脏组织。

全身照射技术是作为造血干细胞移植前预处理的手段之一，其作用机制包括肿瘤细胞杀伤和抑制免疫以减少异体抑制的排斥反应两个方面，在淋巴瘤的自体干细胞移植中主要起杀伤淋巴瘤细胞的作用。一般采用分次照射的方式，总剂量限定在 12~14 Gy。

15.5.3 照射剂量

15.5.3.1 单纯放疗：低级别者 30 Gy，中高级别者 30~50 Gy；胃 MALT 淋巴瘤 30 Gy。鼻腔 NK/T 细胞淋巴瘤 50~55 Gy，残留者加 10~15 Gy。

15.5.3.2 联合化疗：最佳剂量尚无定论，化疗后 CR 者建议 30 Gy，大于 6 cm 者至少 40 Gy。

15.6 放疗中常见并发症和合并症的处理

见"霍奇金淋巴瘤"章节。

15.7 其他治疗方式

15.7.1 化疗方案

15.7.1.1 CHOP 方案：环磷酰胺 750 mg/m², d1；长春新碱 1.4 mg/m², d1；阿霉素 50 mg/m², d1；泼尼松 100 mg/m², d1~5。21~28 天一周期。

15.7.1.2 COP 方案：环磷酰胺 800 mg/m², d1；长春新碱 2 mg/m², d1；泼尼松 60 mg/m², d1~5，40 mg/m², d6，20 mg/m², d7，10 mg/m², d8。14 天一周期。

15.7.1.3 DICE 方案：地塞米松 10 mg/m², d1~4；异环磷

酰胺 1000 mg/m², d1～4；顺铂 25 mg/m², d1～4；足叶乙苷 100 mg/m², d1～4。

15.7.1.4 EPOCH 方案：足叶乙苷 200 mg/m², d1～4；长春新碱 1.6 mg/m², d1～4；阿霉素 40 mg/m², d1～4；环磷酰胺 750 mg/m², d6；泼尼松 60 mg/m², d1～6。

15.7.2 靶向治疗

CD20（＋）可考虑使用利妥昔单抗。

15.8 疗效评价

见"霍奇金淋巴瘤"章节。

15.9 随访内容

见"霍奇金淋巴瘤"章节。

参考文献

[1] Swerdlow SH, Campo E, Harris NL, Jaffe ES, Pileri SA, Stein H, Thiele J, Vardiman JW (Eds): World Health Organization Classification of Tumors of the Haematopoietic and Lymphoid Tissues. IARC Press: Lyon 2008.

[2] Shipp MA. Prognostic factors in aggressive non-Hodgkin's lymphoma: who has high-risk disease? Blood, 1994, 83: 1165 - 1173.

[3] A predictive model for aggressive non-Hodgkin's lymphoma. The international non-Hodgkin's lymphoma prognostic factors project. N Engl J Med, 1993, 329: 987 - 994.

[4] Solal-Celigny P, Roy P, Colombat P, et al. Follicular lymphoma international prognostic index. Blood, 2004, 104: 1258 - 1265.

[5] The National Cancer Center Network (NCCN) clinical practice guidelines in oncology (v. 1. 2009): Non-Hodgkin Lymphomas.

[6] 谷铣之. 肿瘤放射治疗学. 第 4 版. 北京：中国协和医科大学出版社，2008: 754 - 764.

[7] The National Cancer Center Network (NCCN) clinical practice guidelines in oncology (v. 1. 2008): Central Nervous System Cancers.

[8] 崔念基,卢泰祥,邓小武. 实用临床放射肿瘤学. 广州: 中山大学出版社, 2005: 713.

[9] Kamath SS, Marcus RB Jr, Lynch JW, et al. The impact of radiotherapy dose and other treatment-related and clinical factors on in-field control in stage Ⅰ and Ⅱ non-Hodgkin's lymphoma. Int J Radiat Oncol Biol Phys, 1999, 44: 563-568.

[10] Tsang RW, Gospodarowicz MK, Pintilie M, et al. Localized mucosa-associated lymphoid tissue lymphoma treated with radiation therapy has excellent clinical outcome. J Clin Oncol, 2003, 21: 4157-4164.

[11] Tsang RW, Gospodarowicz MK, Pintilie M, et al. Stage Ⅰ and Ⅱ MALT lymphoma: results of treatment with radiotherapy. Int J Radiat Oncol Biol Phys, 2001, 50: 1258-1264.

[12] Tsang RW, Gospodarowicz MK. Radiation therapy for localized low-grade non-Hodgkin's lymphomas. Hematol Oncol, 2005, 23: 10-17.

[13] Schechter NR, Portlock CS, Yahalom J. Treatment of mucosa-associated lymphoid tissue lymphoma of the stomach with radiation alone. J Clin Oncol, 1998, 16: 1916-1921.

[14] Edward C. Halperin, Carlos A. Perez, Luther W. Brady. Perez and Brady's Principles and Practice of Radiation Oncology, 5th Edition. Lippincott Williams & Wilkins, 2008: 1746-1748.

16. 软组织肉瘤的放射治疗

16.1 治疗前所需检查

16.1.1 必做检查

16.1.1.1 三大常规：血常规、尿常规、大便常规。

16.1.1.2 血清学检查：肝功能、肾功能、电解质、乙肝五项、HIV-Ab、梅毒血清学。

16.1.1.3 影像学检查：胸部 X 线片、腹部 B 超、治疗前后增强 CT/MRI。

16.1.1.4 病理检查：手术切除明确诊断。

16.1.2 备选检查

原发灶平片、超声显像、PET-CT、相关免疫组织化学检查。

对于肢体黏液脂肪肉瘤、血管肉瘤、上皮样肉瘤、平滑肌肉瘤可考虑行盆/腹 CT；对于圆形细胞脂肪肉瘤考虑行全脊髓 MRI 检查。

16.2 病理

NCCN 将以下类型归为该指引范围内：腺泡状软组织肉瘤；纤维肉瘤；结缔组织增生性小细胞瘤；平滑肌肉瘤；上皮样肉瘤；脂肪肉瘤；透明细胞肉瘤；恶性纤维组织细胞瘤；骨外软骨肉瘤；恶性血管外皮瘤；骨外骨肉瘤；恶性周围神经鞘瘤；胃肠间质瘤；横纹肌肉瘤；尤文肉瘤；滑膜肉瘤。

16.3 分期（AJCC，2002 6th 分期系统）

TNM 的定义

原发肿瘤（T）

T_x：不能评价的原发灶。

T_0：无原发肿瘤证据。

T_1：肿瘤最大径≤5 cm。

T_{1a}：浅表肿瘤[a]。

T_{1b}：深部肿瘤[a]。

T_2：肿瘤最大径＞5 cm。

T_{2a}：浅表肿瘤[a]。

T_{2b}：深部肿瘤[a]。

区域淋巴结（N）

N_x：不能评价的区域淋巴结。

N_0：无区域淋巴结转移证据。

N_1：区域淋巴结转移[b]。

注：a. 浅表肿瘤指完全位于浅表筋膜之上，并未突破筋膜；深部肿瘤指位于浅表筋膜内，接近于侵犯或已突破筋膜，或浅表但位于筋膜下。腹膜后、纵隔、盆腔内肉瘤均归类于深部肿瘤。b. 存在阳性淋巴结（N_1）即归类于Ⅳ期。

远处转移（M）

M_x：不能评价的远处转移。

M_0：无远处转移的证据。

M_1：远处转移。

组织学分级（G）

G_x：不能评价的组织学类型。

G_1：分化好。

G_2：中度分化。

G_3：分化差。

G_4：分化差或未分化（仅应用于四级分期系统）。

TNMG临床分期：

Ⅰ期：T_{1a}，$T_{1b,2a,2b}N_0M_0G_{1\sim 2}$ 或分化低的 G_1

Ⅱ期：$T_{1a,1b,2a}N_0M_0G_{3\sim4}$ 或分化高的 $G_{2\sim3}$
Ⅲ期：$T_{2b}N_0M_0G_{3\sim4}$ 或分化高的 $G_{2\sim3}$
Ⅳ期：任何 TN_1M_0 任何 G
　　或任何 TN_0M_1 任何 G

16.4 治疗方案

引自 NCCN 临床实用肿瘤指南，软组织肿瘤。

见图 16-1～16-4。

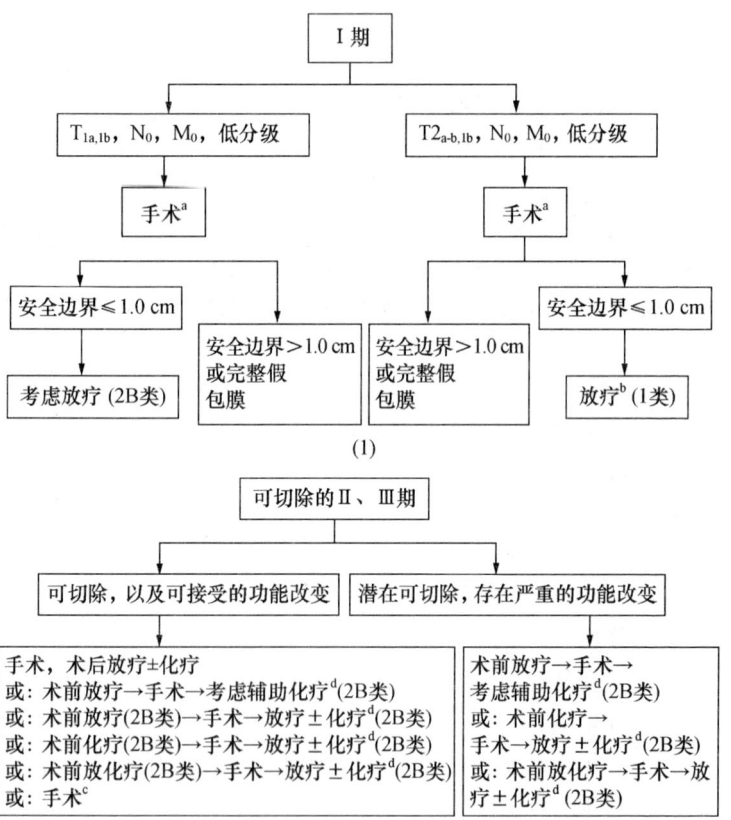

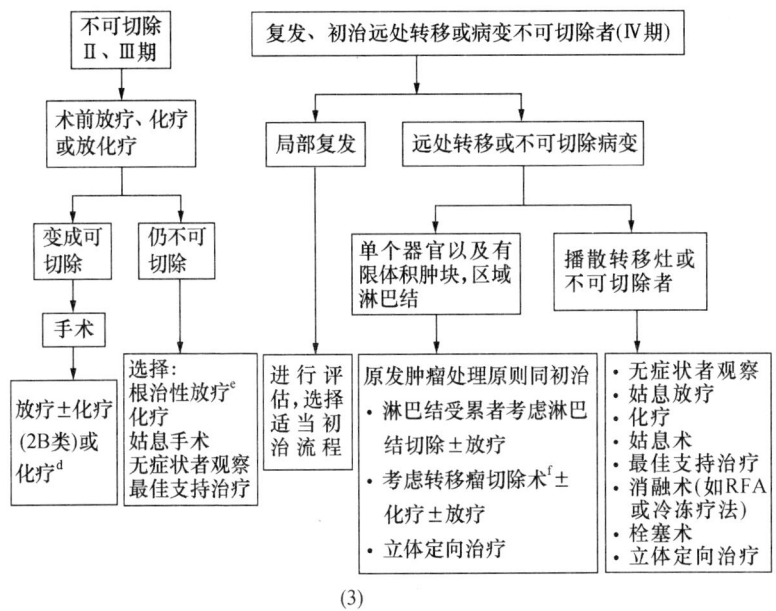

图 16-1 肢体肉瘤治疗流程图

注：

a. 可行再切除者，需考虑提高安全边界 > 1.0 cm。

b. 随机临床试验证实放疗（Ⅰ类）用于术后辅助治疗对于经适当选择病例可提高其无病生存（尽管总生存率未获益）。

c. 小肿瘤可考虑扩大切除术。

d. Ⅱ期病例是否需要辅助化疗尚缺乏足够数据。

e. 根治性放疗指在已知正常组织耐受情况下，利用精确放疗技术推量至 7000 cGy～8000 cGy；某些情况下甚至可以更高推量。

f. 根据转移灶临床特征选择胸廓切开术与胸腔镜手术（VATS）均行之有效。

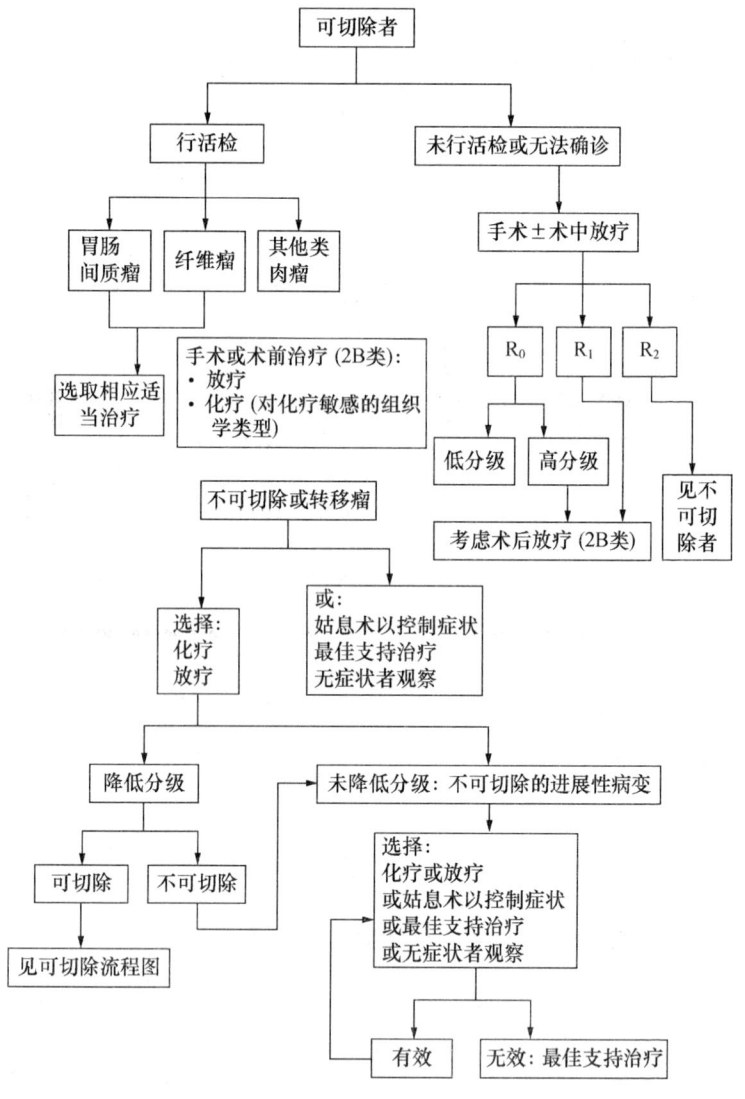

图 16-2 腹膜后/腹部软组织肉瘤治疗流程图

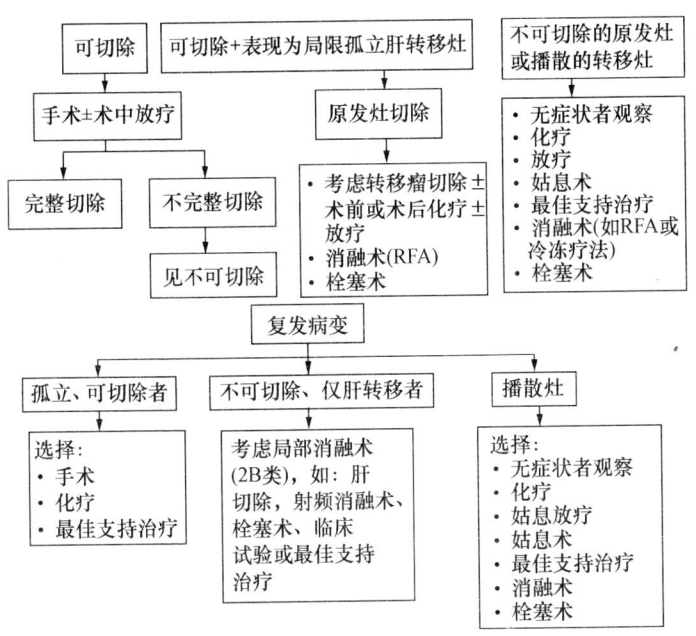

图 16-3 除胃肠间质瘤（GIST）外其他软组织肉瘤治疗流程图

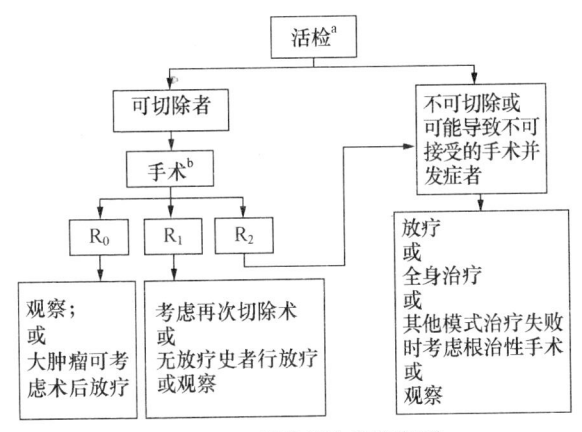

图 16-4 纤维瘤治疗流程图

注：a. 在计划完整切除时不需要活检。
　　b. 对于纤维瘤，若安全边界切除存在高并发症可能性时可接受镜下残留。

16.5 放射治疗原则[a]

见图 16-5。

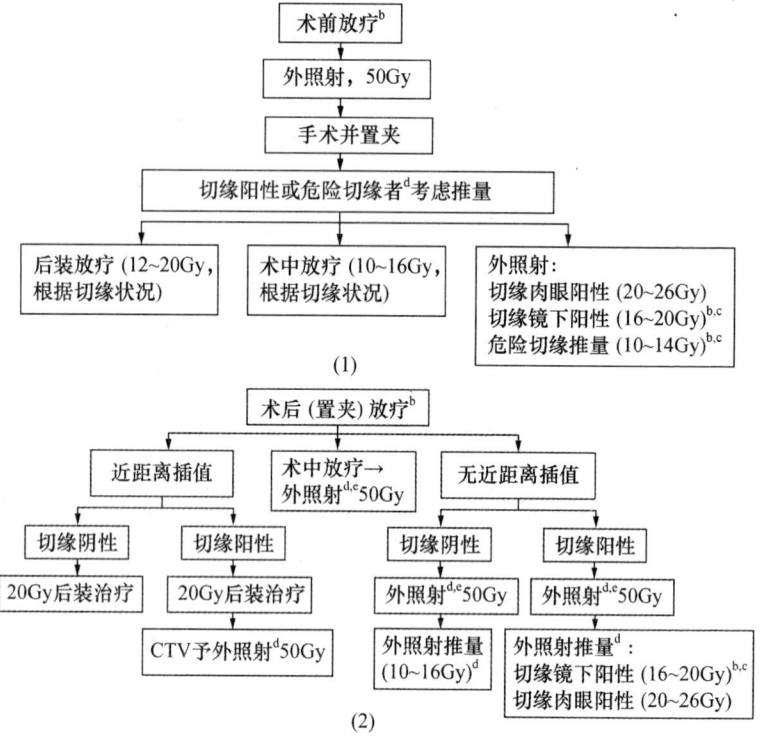

图 16-5 软组织肉瘤放射治疗流程图

注：

a. IMRT 或质子精确放疗可提高疗效，若预期为 R_1 或 R_2 切除，术中置夹于高危复发区域尤适于腹膜后或腹腔内肿瘤。

b. 术前放疗后宜 3~6 周进行手术。术后外照射在伤口愈合（3~8 周）后进行。后装治疗即使是有术中置管也必须在手术后数天即进行。

c. 不适于用放疗替代最大限度手术切除，否则需行再切除术。

d. 放疗总剂量需考虑正常组织耐受性。

e. 对于腹膜后或腹腔内肿瘤，外照射剂量需降至 45 Gy。发生放疗并发症可能性大时，不再推量。

16.6 随访

前 2～3 年内每 3～6 个月复查胸片或胸部 CT，之后每年一次。随访应包括以下内容：治疗后的基线影像资料；注意复查 MRI 评估高危复发手术区域；记录组织器官功能修复状况，直至其最大程度恢复；10 年后复发概率很小，可以视情况减少随诊频率。

参考文献

[1] NCCN Clinical Practice Guidelines in Oncology, Soft Tissue Sarcoma, V.1.2009.

17. 放射治疗常见并发症及处理

17.1 放射性皮肤损伤

出现干性皮炎（Ⅰ度）可保护皮肤免受摩擦、日照和刺激性用品；湿性皮炎（Ⅱ度）可使用复方 $VitB_{12}$ 和表皮生长因子制剂外用；湿性皮炎（Ⅲ度）可配合激光治疗，有感染者用呋喃西林液外敷，严重者使用抗生素，必要时暂停放疗。应避免Ⅳ度皮炎的出现。

放射性皮炎：重在预防和保护，照射区皮肤保持干燥，穿宽松纯棉或真丝内衣以减少物理摩擦，忌用碱性肥皂清洗、不贴胶布、不涂油膏等以减少化学刺激，可用放疗皮肤保护剂防治。湿性皮炎可用三乙醇胺乳膏，合并感染时加用抗生素软膏，严重的溃疡必要时行植皮手术。

17.2 放射性黏膜损伤

头颈肿瘤放疗前应先行口腔处理，检查牙齿是否有龋齿、残根、牙龈炎、牙周炎和金属冠等，如需拔牙一般要求在放疗前1~2周完成。

轻度黏膜炎（Ⅰ度）加强漱口，保持口腔黏膜清洁；中度黏膜炎（Ⅱ度）可使用复方 $VitB_{12}$ 和表皮生长因子制剂含漱，含服咽立爽等；重度黏膜炎（Ⅲ度）可行雾化吸入，有感染者可使用抗生素，必要时暂停放疗，凝有真菌感染者可用5％碳酸氢钠液漱口及抗真菌药治疗。避免Ⅳ度黏膜炎出现。

17.3 鼻咽出血

少量出血可用麻黄碱滴鼻；鼻咽大出血量者可行后鼻孔填

塞，并暂停放疗，并配合全身抗生素和止血药治疗。

17.4 放射性中耳炎

头颈肿瘤及脑瘤患者放疗时可发生放射性中耳炎，表现为急性浆液性中耳炎。可给予过氧化氢冲洗后用抗生素滴耳液。中耳积液者可定期用细针穿刺抽液，有条件者可置引流管引流。

17.5 白内障、视力下降及视野改变

为眼晶状体、视网膜、视神经和视交叉受照射所致。发生辐射性白内障者可考虑行晶状体置换术；视网膜、视神经和视交叉损伤者无有效治疗，重在预防。

17.6 垂体功能低下

为下丘脑-垂体轴受照射所致，可表现为疲乏、怕冷、肥胖、水肿、性欲下降、月经不调或闭经、生长发育迟缓等，必要时可选用相应的激素进行替代治疗。

17.7 癫痫发作

脑肿瘤患者癫痫发作较为多见，部分患者即使发病时无此症状，手术或放疗等也同样可诱发癫痫发作。对未出现癫痫发作的患者可选用德巴金进行预防，而对以往已发生癫痫或在放疗期间发生癫痫的患者，可根据癫痫发作的类型合理选用抗癫痫药。出现癫痫大发作时，应注意避免患者咬伤舌头，保持呼吸道的通畅以防止窒息，并选用地西泮和苯巴比妥钠等药物控制癫痫。

17.8 放射性脑损伤

为严重并发症。通常发生在放射后 6 个月以后，高峰期为 3 年。表现为与大脑解剖位置相应的定位症状（如运动、感觉、言

语障碍等)、癫痫、颅内压增高等,MRI 可表现为指状水肿带。可予 20% 甘露醇脱水及大剂量类固醇皮质激素冲击治疗,如果效果欠佳,可考虑手术切除坏死区。

17.9 脑白质病变

脑部放疗后 MRI 检查有 50% 的患者存在脑白质损害的征象。临床症状与白质损伤的程度有关,由轻到重表现为疲倦、乏力、性格改变、生活能力下降、痴呆等,治疗上可考虑予改善脑微循环及神经营养药,但疗效欠确切。

17.10 神经心理改变

颅脑照射是患者智力水平下降的重要影响因素,可表现为学习能力、记忆力和解决问题能力的下降。治疗后半年左右即可出现,2~3 年后更明显,此后趋于稳定。

17.11 放射性肺损伤

包括早期放射性肺炎和晚期放射性肺纤维化。放射性肺损伤可以表现为症状明显的肺炎,以咳嗽、粉红色痰和胸膜炎较常见,肺的炎性表现常局限在放射野内,胸部 X 片显示为弥漫浸润样改变,与放射野形状一致。胸部 CT 检查通常的改变为肺密度增加。放疗后 3 个月,肺放射性损伤的改变主要是逐步发展的纤维化。急性放射性肺炎的治疗以抗生素和肾上腺皮质激素为主,必要时给予支气管扩张药和吸氧等对症处理。肺放射性纤维化尚无有效的治疗方法,重在预防。

17.12 放射性食管炎

向患者解释发生原因,消除患者误认为病情加重的心理负担;轻者观察,重者考虑抗感染、止痛和少量激素治疗,由于食管炎影响进食者,可予鼻饲或静脉营养支持治疗。

17.13 食管穿孔

治疗中应密切观察食管溃疡情况，出现食管穿孔时，应采取积极有效的抗感染和支持治疗，同时予以禁食及动态观察食管瘘变化，如瘘口进行性增大、瘘管向大血管方向发展、合并肺炎、患者白蛋白或血红蛋白水平持续下降应立即终止放疗。

17.14 心脏损伤

心脏的放射损伤表现为冠状动脉心脏病、心瓣膜病、心肌病变和心包炎。冠状动脉心脏病出现于照射后 10～15 年，常常同时与一些常见的危险因素如肥胖、吸烟和高血压有关。使用隆突下屏蔽可以遮挡心室的大部分，因而在照射 30～35 Gy 后给予保护，可使心包病变和充血性心力衰竭的发生率下降，但由于近端的冠状动脉仍受到足量的照射，急性心肌梗死的发生率并无明显下降。心包病变常出现在放疗后 6 个月至 1 年内，可持续进展为心包缩窄。低于 25% 的心脏体积照射时剂量应限制在 60 Gy，体积超过 65% 时要限制在 45 Gy。阿霉素可造成心肌损害，当与放疗合用时，建议累积用量低于 500 mg/m²。

17.15 放射性心血管并发症

包括放射性心肌损伤和心前区冠脉损伤。预防为主，主要是放疗忌与蒽环类化疗同期使用，合理选择内乳区照射和改进放疗技术以减少心脏受照体积和剂量。无特殊有效治疗方法，可予对症支持处理，如心肌营养、强心等。

17.16 上肢水肿

在乳腺癌根治术后放疗者多见，无特殊有效的治疗方法，预防为主；主要是减少不必要的腋窝区照射，加强上肢轻柔和对抗性锻炼。

17.17 放射性肝损伤

多呈亚急性过程,一般出现在放疗后 1~4 个月。典型放射性肝损伤:迅速出现的非癌性腹水、肝大、碱性磷酸酶(AKP)上升至正常水平或治疗前水平的 2 倍以上;非典型放射性肝损伤:转氨酶上升至正常水平或治疗前水平的 5 倍以上,伴或不伴腹水、肝大。放射性肝损伤的诊断必须排除肿瘤进展引起的上述临床表现。放射性肝损伤重在预防,无特殊有效方法。主要予以积极对症治疗,如护肝、补充白蛋白、利尿等。

17.18 肾损伤

对腹腔、腹膜后区病变的照射常常涉及肾。应采用多野照射的方法,有条件时利用三维治疗计划设计,以及适当的体位固定技术,以尽可能减少肾受照体积。此外,一些化疗药物包括顺铂、BCNU 和放线菌素 D 有肾毒性。

17.19 生殖功能损害

卵巢和睾丸的低剂量照射(1~3 Gy)即可引起永久性的不育。应根据具体的病情作出取舍,对年轻的女性患者应慎做盆腔预防照射,当卵巢和睾丸位于靶区外的边缘位置时,还要注意避免散射线的照射。

17.20 骨髓抑制

多为一过性,合并化疗时尤其明显。可出现单一的细胞成分如 WBC、RBC 或 PLT 减少,也可出现三系细胞的减少,少部分患者可出现严重骨髓抑制,甚至发生严重感染或出血。患者必须每周至少复查一次血常规,当出现较严重的骨髓抑制时,须暂停放疗,加强监测,并予营养支持、G-CSF、GM-CSF 或预防感染、输成分血或全血等。

17.21 放射性致癌

放射治疗致第二原发癌发生已得到公认并提出诊断标准：① 癌变的部位在以往的照射野内；② 与既往肿瘤不同的病理类型；③ 有一个相当长的潜伏期，多发生于照射后 10 年以上。对于 30 岁以下的年轻女性患者，应慎用斗篷野照射，以防诱发乳腺癌。其他常见的第二原发肿瘤包括软组织和骨的肉瘤、甲状腺癌、胃癌、结肠癌和非霍奇金淋巴瘤，以及一些少见类型的上皮性肿瘤等。

表 17-1 列出了体积与正常组织耐受量。

表 17-1 体积与正常组织耐受量

器官	TD5/5 体积			TD50/5 体积			损伤
	1/3	2/3	3/3	1/3	2/3	3/3	
肾	5000*	3000	2300	—	4000*	2800	肾炎
膀胱	N/A	8000	6000	N/A	8500	8000	挛缩
股骨头	—	—	5200	—	—	6500	坏死
颞颌关节、下颌骨	6500	6000	6000	7700	7200	7200	功能受限
肋骨	5000	—	—	6500	—	—	骨折
皮肤	10 cm² 7000	30 cm² 6000	100 cm² 5500	10 cm² —	30 cm² —	100 cm² 7000	毛细血管扩张、坏死、溃疡
脑	6000	5000	4500	7500	6500	4500	坏死，梗死
脑干	6000	5300	5000	—	—	6500	坏死，梗死
视交叉	5000（不考虑部分体积）			6500（不考虑部分体积）			失明
视神经	5000（不考虑部分体积）			6500（不考虑部分体积）			失明
脊髓	5 cm： 5000	10 cm： 5000	20 cm： 4700	5 cm： 7000	10 cm： 7000	20 cm： —	坏死

续表

器官	TD5/5 体积			TD50/5 体积			损伤
	1/3	2/3	3/3	1/3	2/3	3/3	
马尾神经根	6000(不考虑部分体积)			7500(不考虑部分体积)			显著功能损伤
骶丛神经根	6200	6100	6000	7700	7600	7500	显著功能损伤
晶体	1000(不考虑部分体积)			—	—	1800	白内障
视网膜	4500(不考虑部分体积)			—	—	6500	失明
外耳/中耳	3000	3000	3000*	4000	4000	4000*	急性浆液性炎
外耳/中耳	5500	5500	5500*	6500	6500	6500*	慢性浆液性炎
腮腺#	—	3200*	3200*	—	4600*	4600*	口干
喉	7900*	7000*	7000*	9000*	8000*	8000*	软骨坏死
喉	—	4500	4500*	—	—	8000*	喉水肿
肺	4500	3000	1750	6500	4000	2450	肺炎
心脏	6000	4500	4000	7000	5500	5000	心包炎
食管	6000	5800	5500	7200	6700	6500	狭窄/穿孔
胃	6000	5500	5000	7000	6700	6500	溃疡穿孔
小肠	5000	—	4000*	6000	—	5500	梗阻穿孔/瘘管
结肠	5500		4500	6500	—	5500	梗阻穿孔/瘘管
直肠	100 cm³：6000(不考虑部分体积)			100 cm³：8000(不考虑部分体积)			严重直肠炎/坏死/瘘管/僵硬
肝	5000	3500	3000	5500	4500	4000	肝衰竭

注：*：小于50%体积不会有显著改变。

#：TD100/5＝5000。

17. 放射治疗常见并发症及处理

表 17-2 血液/骨髓

不良反应	1	2	3	4	5
骨髓细胞	轻度细胞减少；成人正常细胞水平减少≤25%	中度细胞减少；成人正常细胞水平减少>25%~50%	重度细胞正常细胞水平成人减少>50%~75%	—	死亡
CD4 细胞数目	<LLN*-500/mm³ <LLN-0.5×10⁹/L	<200~500/mm³ <0.5~0.2×10⁹/L	<50~200/mm³ <0.2×(0.05~10)×10⁹/L	<50/mm³ <0.05×10⁹/L	死亡
结合珠蛋白	<LLN	—	无	—	死亡
血红素	<LLN-10.0 g/dl <LLN-6.2 mmol/L <LLN-100g/L	<8.0~10.0 g/dl 4.9~6.2 mmol/L <80~100 g/L	<8.0~6.5 g/dl 4.9~4.0 mmol/L <80~65 g/L	<6.5 g/dl <4.0 mmol/L <65 g/L	死亡
溶血（如免疫性溶血性贫血、药物性溶血）	仅有溶血的试验迹象[如直接抗球蛋白试验(DAT, Coombs')中有裂细胞]	红细胞破坏，血红素减少≥2 gm，无需输血	需输血或药物治疗（如类固醇类）	溶血引发的后果（如肾衰竭、低血压，支气管痉挛，紧急脾切除）	死亡
白细胞（总WBC）	<LLN-3000/mm³ <LLN-3.0×10⁹/L	<2000~3000/mm³ 2.0~3.0×10⁹/L	<1000~2000/mm³ <1.0~2.0×10⁹/L	<1000/mm³ <1.0×10⁹/L	死亡
淋巴细胞减少症	<LLN-800/mm³ <LLN×(0.8~10)×10⁹/L	<500~800/mm³ <(0.5~0.8)×10⁹/L	<200~500/mm³ <(0.2~0.5)×10⁹/L	<200/mm³ <0.2×10⁹/L	死亡

续表

不良反应	1	2	3	4	5
脊髓发育不良	—	—	骨髓细胞遗传变异（骨髓原始细胞<5%）	RAEB 或 RAEB-T（骨髓原始细胞<5%）	死亡
中性粒细胞/粒细胞（ANC/AGC）	<LLN-1500/mm³ <LLN-1.5×10⁹/L	<(1000~1500)/mm³ <1.0~1.5×10⁹/L	<(500~1000)/mm³ <0.5~1.0×10⁹/L	<500/mm³ <0.5×10⁹/L	死亡
血小板	<LLN-75 000/mm³ <LLN-75.0×10⁹/L	<50 000~75 000/mm³ <50.0~75.0×10⁹/L	<25 000~50 000/mm³ <25.0~50.0×10⁹/L	<25 000/mm³ <25.0×10⁹/L	死亡
脾功能	偶发事件（如 Howell-Jolly 小体）	需预防性应用抗生素	—	有生命危险	死亡
血液/骨髓—其他情形（指定，—）	轻度	中度	重度	有生命危险；导致残疾	死亡

注：*LLN 意为正常值下限（lower limits of normal）。

17. 放射治疗常见并发症及处理

表 17-3 心律失常

不良反应	级别				
	1	2	3	4	5
传导异常/房室传导阻滞-选择	无症状，无需治疗	非紧急的药物治疗	不完全药物或仪器治疗（如心脏起搏器）	有生命危险（如心律失常伴充血性心力衰竭、低血压、昏厥、休克）	死亡
心悸	出现	出现并伴相关症状（如眩晕、气短）	—	—	—
心律失常（其他情形）	轻度	中度	重度	有生命危险；导致残废	死亡

表 17-4 疼痛

不良反应	级别				
	1	2	3	4	5
疼痛-选择选项见下列不良反应表格	轻微疼痛，但不影响日常生活	中度疼痛；影响功能的疼痛或止痛，但不影响日常生活	重度疼痛；严重影响日常生活的疼痛或止痛	导致残废	死亡
疼痛-其他情形（指定，一）	轻微疼痛，但不影响日常生活	中度疼痛；影响功能的疼痛或止痛，但不影响日常生活	重度疼痛；严重影响日常生活的疼痛或止痛	导致残废	死亡

表 17-5 全身症状

不良反应	1	2	3	4	5
疲乏（无精打采，不适，虚弱）	与基线水平比，轻度疲乏	中度疲乏或影响部分日常生活	重度疲乏，影响日常生活	残疾	—
发热（无中性细胞减少症，这一症状又定义为 ANC<1.0×10⁹/L）	38.0~39.0℃	>39.0~40.0℃	>40.0℃ ≤24h	>40.0℃ >24h	死亡
体温过低	—	32~35℃	28~32℃	≤28℃ 或有生命危险（如昏迷、低血压、水肿、酸血症、肺心室纤维颤动）	死亡
失眠	偶尔入睡困难，不影响器官功能	入睡困难，影响器官功能，但不影响日常生活	经常入睡困难，影响日常生活	残疾	—

注：若疼痛或其他症状干扰了睡眠，不能按"失眠"分级，应按引起失眠的主要不良反应进行分级。

不良反应	1	2	3	4	5
发冷/寒颤	轻度	中度，需麻醉药湿透	重度或延长，麻醉药无反应	—	—
出汗（发汗）	轻度或偶发	经常发生或湿透	—	—	—
体重增加	与基线值比，相差 5%~10%	与基线值比，相差 10%~20%	与基线值比，相差≥20%	—	—
体重减轻	与基线值比，相差 5%~10%；无需治疗	与基线值比，相差 10%~20%；需营养支持	与基线值比，相差≥20%；需管喂饮食或TPN	—	死亡
全身症状—其他情形（指定，—）	轻度	中度	重度	有生命危险；导致残废	死亡

17. 放射治疗常见并发症及处理

表 17-6 消化系统

不良反应	1	2	3	4	5
提示：腹痛或抽搐痛在"疼痛"中按"疼痛—选择"进行分级。					
食欲减退	未改变饮食习惯，食欲减退	饮食变化，但无显著的体重减轻或营养不良；需口服营养品	明显体重减轻或营养不良（经口摄入的热量和/或液体不足）；需静脉输液、管喂饮食或 TPN	有生命危险	死亡
便秘	偶发或间歇的症状；偶尔服用通便药、泻药、灌肠剂或调整饮食	症状持续，经常服用通便药、灌肠剂	有症状并影响日常生活；便秘，需手掏	有生命危险（如阻塞、毒性巨结肠症）	死亡
同样考虑：肠梗阻，GI（肠功能性阻塞，即神经性便秘）；阻塞，GI—选择。					
脱水	需摄入液体增加；黏膜干燥；皮肤张力减小	需静脉输液<24 h	需静脉输液≥24 h	有生命危险（如血流动力学紊乱）	死亡
同样考虑：腹泻、低血压、呕吐					
腹泻	与基线值比，每天排便次数增加<4次；排泄物轻度增加	与基线值比，每天排便次数增加4～6次；需静脉输液<24 h；排泄物中度增加；不影响日常生活	与基线值比，每天排便次数增加≥7次；需静脉输液≥24 h；需住院治疗；排泄物重度增加；影响日常生活	有生命危险（如血流动力学紊乱）	死亡

179

续表

不良反应	级别 1	2	3	4	5
腹泻	注：腹泻包括小肠或原发性结肠腹泻，和/或乳糜泻。同样考虑：脱水，低血压。				
腹胀	无症状	有症状，但不影响GI功能	有症状，影响GI功能	—	死亡
	同样考虑：腹水（非恶性）；肠梗阻，GI—选择。				
胃炎（包括胆汁反流性胃炎）	轻度 无症状，仅为X线，内镜发现	中度 有症状，改变胃功能（如经口摄入热量或液体不足）；需静脉输液<24 h	重度 有症状，重度改变胃功能（如经口摄入热量或液体不足）；需静脉输液、管喂饮食或TPN≥24 h	有生命危险；需器官完全切除术（如胃切除术）	死亡
	同样考虑：出血，GI—选择；溃疡，GI—选择。				
	提示：头和颈部的软组织坏疽在"肌肉与骨骼/软组织"中按"软组织坏疽—选择"进行分级。				
恶心/消化不良					
黏膜炎/口腔炎（功能性/有症状的）	轻度 上呼吸道，消化道部位：最小限度的症状，正常饮食；最小限度的呼吸症状，但不影响功能	中度 上呼吸道，消化道部位：有症状但能吃和咽经良的食物；有呼吸症状，但不影响日常生活	重度 上呼吸道，消化道部位：有症状，不能经口获得足够的营养或氢氧化，影响日常生活	有生命危险的相关症状	死亡
恶心	食欲减退，但不改变饮食习惯	经口摄入东西减少，脱水或营养不良，需静脉输液<24 h	经口摄入热量或液体不足，需静脉输液、管喂饮食或TPN≥24 h	有生命危险	死亡

表 17-7 肝

不良反应	级别				
	1	2	3	4	5
碱性磷酸酶	WNL	>ULN~2.5'ULN	>2.5'ULN~5.0'ULN	>5.0'ULN~20.0'ULN	>20.0'ULN
胆红素	WNL	>ULN~1.5'ULN	>1.5'ULN~3.0'ULN	>3.0'ULN~10.0'ULN	>10.0'ULN
GGT(谷氨酰转肽酶)	WNL	>ULN~2.5'ULN	>2.5'ULN~5.0'ULN	>5.0'ULN~20.0'ULN	>20.0'ULN
肝大	无	—	—	有	—
注意:仅当肝大是由于治疗相关性不良反应包括静脉闭塞性疾病引起时进行分级					
低白蛋白血症	WNL	<LLN~3g/dl	32~<3g/dl	<2g/dl	—
肝功能障碍/肝衰竭(临床)	正常	—	—	扑翼样震颤	脑病或昏迷
门静脉血流	正常	—	下降	门静脉逆流	—
SGOT(AST)(血清谷草转氨酶)	WNL	>ULN~2.5'ULN	>2.5'ULN~5.0'ULN	>5.0'ULN~20.0'ULN	>20.0'ULN
SGPT(AIT)(血清谷丙转氨酶)	WNL	>ULN~2.5'ULN	>2.5'ULN~5.0'ULN	>5.0'ULN~20.0'ULN	>20.0'ULN
肝-其他(详细说明,—)	无	轻度	中度	重度	危及生命或致残

表 17-8 神经系统

不良反应	1	2	3	4	5
提示：ADD（注意力缺失症）按"认知障碍"进行分级。					
提示：反应和/或表达上的失语症按"言语功能损伤（如言语障碍症或失语症）"进行分级。					
呼吸暂停	—	—	出现	需插管	死亡
同样考虑：发热（无中性粒细胞减少症，这一症状指 ANC<$1.0×10^9$/L）；感染—选择；疼痛—选择；呕吐					
共济失调（失调）	无症状	有症状，但不影响日常生活	有症状并影响日常生活；需机械协助	导致残废	死亡
注：共济失调（失调）指药物或手术治疗引起的。					
头晕	仅头晕或眼球震颤；不影响功能	影响功能，但不影响日常生活	影响日常生活	导致残废	死亡
记忆力损伤	记忆力损伤，但不影响功能	记忆力损伤，影响功能，但不影响日常生活	记忆力损伤并影响日常生活	健忘症	—
情绪变化 —选择 —兴奋 —焦虑 —抑郁	轻度情绪变化但不影响功能	中度情绪变化，影响功能但不影响日常生活；需药物治疗	重度情绪变化并影响日常生活；需药物治疗	有自杀想法；会伤害自己或别人	死亡

续表

不良反应	级 别				
	1	2	3	4	5
个性/行为	改变，但对患者或家属无不利影响	改变，对患者或家属有不利影响	需心理保健治疗	会伤害自己或其他人；需住院治疗	死亡
精神病（幻觉/错觉）	—	短暂性发作	影响日常生活；需药物治疗、监督、管制	会伤害自己或其他人；有生命危险	死亡
嗜睡/神志清醒程度降低	—	嗜睡或镇静，影响功能，但不影响日常生活	迟钝或人事不省，难以唤醒；影响日常生活	昏迷	